Yo sí que como 2

Patricia Pérez

Yo sí que como 2

Papel certificado por el Forest Stewardship Council®

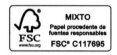

MIXTO
Papel procedente de
fuentes responsables
FSC
www.fsc.org
FSC® C117695

Primera edición: septiembre de 2018

© 2018, Patricia Pérez
© 2018, Penguin Random House Grupo Editorial, S.A.U.
Travessera de Gràcia, 47-49. 08021 Barcelona

Printed in Spain - Impreso en España

ISBN: 978-84-03-51848-3
Depósito legal: B-5685-2018

Impreso en Black Print CPI Ibérica
Sant Andreu de la Barca (Barcelona)

AG 1 8 4 8 3

Penguin
Random House
Grupo Editorial

A mi padre, por todo lo que me enseñó.
A mi hermano Milo, por hacerme ver que lo
importante, pase lo que te pase, es la actitud.
A mi marido, por ayudarme en todo, todos los días.
Y a la mujer que sigue sorprendiéndome cada día:
mi madre. Simplemente por ser la mejor
persona que conozco.
Os quiero cada día más.

Índice

Introducción

No todo es comer...

¿Y qué hace una persona como yo escribiendo un nuevo libro sobre alimentación? Eso me pregunto yo. Primero, porque mis tres libros anteriores me han dado muchas alegrías y, segundo, porque hay muchas cosas que me gustaría compartir contigo.

Yo sí que como, mi primer libro, surgió de una experiencia personal que me hizo cambiar mi vida. Como ya sabes, una alergia estuvo a punto de matarme y, gracias a eso, decidí estudiar todo lo que pude sobre los alimentos. Me inicié con la Naturopatía y seguí con la nutrición ortomolecular, la Medicina Tradicional China, estudié Nutrición en la Universidad de Barcelona, dietoterapia energética, etcétera, hasta el punto de dar un giro profesional a mi carrera y que lo que empezó como un *hobby* se convirtiera en mi día a día. Comencé a ayudar a gente que tenía problemas y quería tener una vida mejor gracias a una buena alimentación.

Este nuevo libro parte también de una experiencia, que a día de hoy no me he atrevido a contar. Pero no encuentro un sitio mejor que este para hacerlo:

La publicación de *Yo sí que como* coincidió con la apertura del centro de cuidado integral que dirijo. Antes estuve pasando consulta en la clínica dermatólogica del doctor Juan Sopena y llegó un momento en el que decidí instalarme por mi cuenta. Cuando me independicé, el volumen de trabajo aumentó considerablemente, tenía el centro lleno, el libro estaba funcionando muy bien y surgieron nuevas oportunidades: campañas de publicidad, compromisos en medios de comunicación y cosas por el estilo. Además, en esa época mi hermano Milo estaba muy enfermo y mi perro Edu había fallecido hacía unos meses, algo que nos entristeció profundamente a mi marido y a mí. A pesar de estos problemas que te cuento, intentaba ser feliz. Recibía todo tipo de felicitaciones por el libro, no paraba de ir de aquí para allá, viajaba a Galicia a ver a mi hermano siempre que podía y en el centro las cosas iban «viento en popa». Yo creí que podía abarcarlo todo porque estaba haciendo lo que me gustaba y me sentía muy agradecida de lo bien que me iba, pero mi cuerpo me mandó una señal de aviso importante.

Todo empezó cuando Luis y yo nos fuimos a pasar un fin de semana con nuestros amigos a una finca. Recuerdo que, yendo en el coche, me toqué la cabeza y descubrí una parte con una textura diferente. En principio no le di importancia, pero la volví a tocar y me di cuenta de que no tenía pelo, me pareció muy raro, y cuando paramos en el peaje, le pedí a Luis que viera lo que tenía. Se lo enseñé y al levantar la cabeza para saber qué era, su cara me lo dijo todo. Era una calva. Estaba en la parte baja de la cabeza, pero como tengo mucho pelo, por fuera no se notaba nada. Al llegar, cuando estuve a solas con Luis, le pedí que me lo mirara otra vez. Efectivamente, tenía una calva de unos dos centímetros. Me quedé en shock, porque si algo en mí es, por decirlo de alguna manera, poderoso, es mi pelo, mi melena. Esa calva no me gustó nada. Creo mucho en las señales del cuerpo y estaba claro que algo pasaba. Volvimos a Madrid y continué con mi vida y a la siguiente semana, me apareció otra, más grande. Como siempre trabajo con el pelo recogido, no me di cuenta de que se me estaba cayendo. Pero a partir de entonces empecé a fijarme un poco más. Ese fue el comienzo, ya no paró de caérseme durante meses. Lo primero que hice fue ir a ver a mi amigo, el doctor Juan Sopena, para que viera qué me estaba pasando. Al verme me lo dijo claro: «Tienes alopecia areata». Me pinchó cortisona directamente en las calvas para que volviese a salir pelo porque me dijo que la tenía muy activa, y que tenía que bajar el ritmo porque este tipo de alopecia era por estrés. Creí firmemente en lo que me explicó, pero estaba asustada porque no sentía que «tuviera estrés». Trabajaba mucho, sí, pero hacía lo que me gustaba, disfrutaba mucho en el trabajo; de hecho, me pasaba más horas de las que debía y estaba muy agradecida por lo bien que me iba a pesar de lo triste que estaba por mi hermano y mi perro.

Cuando te pinchan cortisona se entumece la cabeza, es una sensación muy rara que a mí me duró unos días, días en los que seguía trabajando al mismo ritmo, confiada con el tratamiento. Al tomar cortisona pensaba que todo se terminaría y mi pelo volvería a ser el mismo. Pero pasaban los días y el problema en mi pelo persistía. Soy una persona a la que todo el mundo, durante mi carrera en televisión, me decía lo bonito que tenía el pelo, la melena tan poblada que lucía en los programas, y eso se estaba quedando en nada. Luis me decía que no me obsesionara, que seguro que se me pasaba pronto, además no se me notaba nada desde fuera, pero yo, por dentro, estaba muy preocupada porque cada vez tenía más calvas y algunas de ellas muy grandes. Reforcé mi alimentación, que nunca dejó de ser buena y completa, intensifiqué mi suplementación, pero la caída del pelo no remitía. Volví a ver a Juan y me subió el tratamiento de 30 a 60 gramos de cortisona. Ya llevaba unos cuatro meses de tratamiento, pero el cabello se me seguía cayendo y se me estaba resecando mucho. Parecía un estropajo.

El peor momento vino un día en que, casualidades de la vida, tenía la presentación del nuevo champú natural de una conocida marca. Como tengo mucho pelo nadie se daba cuenta del problema, pero debajo de la melena tenía varias zonas sin cabello y me sentía calva e hinchada. Me encontraba muy mal. Un par de horas antes llamé a Luis para que anulara el evento porque no me sentía con fuerzas, pero me dijo que era imposible, que la prensa estaba convocada, el cliente ya estaba allí y todo estaba preparado. Saqué energía de donde no la tenía y me hice un arreglo en el pelo con un postizo que tenía en casa y me fui para allá. No recuerdo prácticamente nada, solo que cuando llegué, me metí en el baño para colocar mi pelo y no quería salir. Me daba la impresión de que todo el mundo iba a notar que no tenía pelo, pero aun así presenté el producto. Nadie se dio cuenta de lo que pasaba, pero fue entonces cuando decidí echar el freno. A la mañana siguiente volví a ver a mi médico y me dijo que la alopecia seguía activa, que me mentalizase de que me podía quedar calva total. Me contó el caso de Carolina de Mónaco, que había sufrido el mismo problema. Me fui a casa muy preocupada, ya no por mi pelo, sino porque sabía que algo más profundo me pasaba. Tenía un tono de piel muy blanco, además me daban muchas taquicardias y discutía mucho con mi marido, algo que no nos había pasado antes. Decidí hacerme pruebas más profundas, visité médicos diferentes, hasta que la reumatóloga, con las pruebas que tenía, me dijo: «Puede que sea lupus, te voy a hacer más pruebas». Al salir me temblaban las piernas porque el lupus es una enfermedad muy preocupante. Por suerte los resultados me los dieron al poco tiempo, y fueron negativos, pero me dijo que como la situación siguiera así, me faltaba muy poco para tenerlo. Me fui al gimnasio a relajarme y decidí lavarme la cabeza. Hacía meses que no lo hacía allí porque era impresionante la cantidad de cabello que se me caía solo con ponerme el agua del grifo en la cabeza, y me daba vergüenza dejar el suelo de la ducha llena de pelos. Para mí, de verdad, el mero hecho de lavarme el pelo era un auténtico suplicio. Pero me dije: «Patricia, no tienes nada, solo se te está cayendo el pelo, no pasa nada, te han hecho pruebas y estás bien sana». Y me lo lavé. Cuando me estaba enjabonando, noté como si se me hiciera una pelota, como una rasta que no se pudiese deshacer. Se me formó muy cerca del cuero cabelludo y era imposible desenredarlo. Por más que lo intenté, no podía hacer nada con él, ni siquiera un moño. Lloré. Lloré mucho. Salí de la ducha con una toalla en la cabeza, me vestí y me metí en el baño. No podía salir así. Entonces me puse una camiseta en la cabeza tipo pañuelo y me fui. Al llegar a casa y ver lo que tenía en la cabeza no me lo podía creer. Cogí la maquinilla de Luis dispuesta a raparme. Pero me miré en el espejo y me vi tan desolada que fue cuando pude reaccionar y me dije: «El problema no es el pelo, el problema es lo que lo provoca». Recuerdo perfectamente que era viernes y, se dio otra casualidad, Luis estaba fuera grabando un programa, así que estaba sola. Estuve llorando todo el fin de semana mientras intentaba desenredarme la rasta pelo a pelo. Me costó cuarenta y ocho horas desenredarlo, pero lo conseguí, y puedo decirte que fue uno de los momentos más emocionantes que he vivido conmigo misma.

Ahí me hice la promesa de que esto lo íbamos a superar mi pelo, mi cuerpo y yo. El lunes me fui a trabajar, pero desenredándomelo había perdido mucho y ahora sí que se me notaba desde fuera. Decidí ponerme un pañuelo porque me negaba a verme así. Al llegar a mi centro, llamé a Clara, mi cuñada, y le dije que por favor me comprara una peluca de pelo natural. Ella tan discreta y buena como siempre ni me preguntó lo que me pasaba. Al cabo de una hora apareció con una peluca. Le conté lo que sucedía y me quité el pañuelo. Al vernos las dos nos pusimos a llorar como magdalenas, pero en el fondo estaba feliz porque había conseguido desenredarme el burruño y tenía fe en que podía hacer algo. Cuando llegué a casa, me probé la peluca, pero no me alivió. Sentí que aquella no podía ser la solución. Así que, al día siguiente, me fui a mi centro y me senté en la silla de enfrente, en la silla donde se sientan las personas que vienen a pedirme consejo y ayuda. Me traté como si fuera uno de ellos. Rellené los formularios y me empecé a tratar con la medicina que conozco. Llamé a mi médico y le dije que después de casi siete meses quería dejar la cortisona porque no me hacía nada. Me pidió que no lo hiciera porque corría el riesgo de quedarme calva, pero sabía que lo que tenía que hacer era ir al foco del problema porque si no, no iba a parar. Empecé a cuidar todos y cada uno de los aspectos de mi vida. Todos. Al autoanalizarme me di cuenta de que había dejado de lado algo fundamental. Estaba comiendo muy bien, no me faltaba nada, pero no había dado importancia a algo que es tan importante como los nutrientes que tomamos. El orden, los horarios, el estrés y las emociones son elementos que desequilibran el cuerpo de una forma casi tan severa como lo puede hacer la alimentación. Era feliz, sí, pero me habían sucedido muchas cosas que no había afrontado y que dejaba pasar. Yo sí, pero no mi cuerpo. Me paré a pensar y recapacité. Me di cuenta de que había cambiado de rumbo profesional de una forma muy brusca: queriendo mucho mi trabajo en los platós de televisión pasé a dirigir un centro de cuidados, había dado un paso adelante con el libro y tenía mucho éxito; había recibido algunas críticas, incluso insultos que me habían dolido porque eran de gente que no me conocía y que me estaba valorando por mi trabajo como presentadora de televesión, sin haber ni leído el libro. Uno de los seres que más quería nos había dejado de forma repentina y muy injusta por una enfermedad mal llevada y además la responsabilidad de tener que aconsejar a gente que tenía problemas importantes que me contaban en el centro, todo me estaba sobrepasando.

Cuando nos ocurre algo como lo que me pasó a mí, no se puede dejar la responsabilidad a los médicos o solamente a la medicina de lo que te sucede sino que hay que acompañar los tratamientos que te ponen de una manera integral, que abarque todos los aspectos de tu vida. Lo que yo tenía era un problema autoinmune, además de la alopecia, la situación que viví me llevó a tener tiroiditis de Hashimoto. La cosa se complicó y me salieron eccemas en la piel, las uñas se me rompían, en fin un desastre, a pesar de que en los resultados de mis analíticas solo se podía observar un aumento en los anticuerpos. Me centré en la medicina china para superar mi problema, en la nutrición ortomolecular, la oligoterapia, la fitoterapia, en las esencias florales y en la kinesiología. También me hacía tratamientos en la cabeza gracias a mis conocimientos en cosmética natural. Puse mi plan en acción, mi plan integral, porque sabía que el tratamiento médico tradicional no me estaba sirviendo en este caso.

Reduje mi ritmo de trabajo y de gimnasio, fui rígida con mis horarios de descanso y de comida, empecé a hacer meditación y respiración. En definitiva, me hice responsable de mí misma. Y fue así cuando en mis calvas comenzó a aparecer pelo blanco, poquito a poco, pelo que luego se volvió oscuro y pasó de ser un estropajo a tener el brillo de siempre. Me costó un año recuperarlo. Estuve dos años sin calvas y el pelo me seguía creciendo, hasta que mi padre se puso malo y me salió otra muy pequeña. Esta creció un poco más cuando falleció. Pero ya me está saliendo el pelo otra vez porque ya sé que esto es un mensaje de mi cuerpo cuando estoy baja a nivel emocional. Sé que soy propensa a este tipo de problemas porque las enfermedades autoinmunes se mejoran, pero no se van. El cuerpo funciona por umbrales y el mío no es distinto. Soy consciente de que nunca me puedo descuidar. Soy así, de constitución débil, pero no estoy enferma, por eso sé que si soy capaz de cuidar todos los aspectos del cuerpo puedo estar muy bien, de hecho lo estoy.

Nunca había contado esta experiencia porque es muy íntima y me hizo sufrir mucho, pero, después de recibir a numerosas personas con problemas de salud que no tienen que ver con la comida sino con la energética, decidí que tenía que escribir este libro. Hemos de tratar el cuerpo de una forma integral para estar sanos y felices. No todos somos iguales ni nos afectan las cosas de la misma manera. El cuerpo es tan fuerte como lo es la más débil de tus células. Dependiendo de donde esté así será lo que te pase. Hay gente que las tiene todas poderosas, pero hay otras personas, como yo, que no y sobre todo hay mucha gente que todavía no lo sabe.

Estar sano y feliz es muy simple, pero cada vez nos dedicamos menos tiempo y por eso nos encontramos peor, pero eso se tiene que acabar, nos tenemos que empezar a querer a nosotros mismos porque como decía mi suegro, el doctor Juan Canut: «Si no te quieres tú, quién te va a querer».

Te pido que me des la oportunidad de contarte lo fácil que es quererse a uno mismo y los beneficios que obtendrás si lo haces. Y lo sé por experiencia. De ahí este libro sobre alimentación, pero también sobre salud y felicidad.

Capítulo 1

Tu salud está en tus manos

Antes de que empieces a leer este libro me gustaría que fuéramos conscientes, tanto tú como yo, de que aunque hablemos de comida, en realidad nos estamos refiriendo a lo más preciado que tenemos: la salud. Sí, eso de lo que tanto hablamos pero que tan poco cuidamos. ¿Y por qué la comida y la salud están tan conectadas? Pues porque nuestros hábitos alimentarios nos pueden llevar desde la salud hasta la enfermedad, y viceversa. Así de simple.

Tenemos que comer porque es una necesidad básica de nuestro organismo, como respirar o descansar. Esto es así desde que empezamos a existir como especie, vamos, desde que somos seres vivos. Nuestros antecesores cazaban y recolectaban plantas para alimentarse porque era algo necesario para que su cuerpo pudiera seguir funcionando y mantenerse con vida. Lo que tenían que comer es algo que, sin tener ningún tipo de estudio ni un nutricionista en la tribu que se lo recomendase, ya sabían porque era algo que aprendían desde pequeños a través de sus padres y abuelos. Mantenían la herencia de sus antepasados, que iba pasando de generación en generación. Y no creas que cazaban un ciervo para ellos, luego dos truchas para la hija que no comía carne, además de recoger unas plantas para su hijo mayor que había decidido ser vegetariano, no. El acto de comer era un acto para seguir vivos y recuperar energía, y no se dejaban llevar solo por el sabor, sino también por la necesidad. Ahora mismo pensarás: «Si esta chica sigue diciendo estas obviedades, dejo de leer este libro ahora mismo». Pues espera, que tengo alguna más. Nuestros ancestros comían lo que tenían al alcance, es decir, lo que estaba alrededor y era comestible. Durante el invierno un tipo de alimentos y durante el verano otros bastante diferentes porque el cuerpo, según las estaciones, tiene necesidades diferentes. Esto no era un problema porque entonces esas necesidades las iba aportando la propia naturaleza, que también es cambiante. Fácil, ¿no? Pues esto que tenían tan claro nuestros antecesores, nosotros lo hemos abandonado por completo.

MENOS TIEMPO PARA COMER

Cada vez le dedicamos menos tiempo a la preparación de los alimentos que comemos, llenamos el carro de la compra con gran cantidad de productos envasados, la mayoría refinados; comemos en cinco minutos y en cualquier sitio, podemos hacerlo de pie, delante de la mesa del ordenador o incluso andando por la calle; muchos productos de hoy en día, si los comparamos con los que consumían nuestras abuelas, son de peor calidad, la gran mayoría con aditivos que alteran el funcionamiento de nuestro metabolismo ya que su finalidad ni es nutricional ni terapéutica, sino que su cometido es hacer que los alimentos aguanten más tiempo en la despensa, pero sobre todo, que sepan mejor, porque lo que prima es el sabor, antes que la calidad. Por otro lado las condiciones ambientales, debido a la polución y a las grandes industrias, cada día que pasa son más preocupantes haciendo que el agua y la tierra sean de peor calidad, a lo que también contribuye la agricultura y ganadería intensiva y el uso indiscriminado de semillas transgénicas.

No podemos obviar que gracias al progreso nuestra calidad de vida ha mejorado muchísimo, pero a día de hoy hay industrias muy poderosas que parece que van a nuestra contra. Y, luego, que nosotros lo queremos todo muy fácil y cada vez tenemos menos capacidad de esfuerzo para tener hábitos más saludables. Y ahora no digas que no. Esa es la verdad. Nosotros la alimentación ahora nos la tomamos como cualquier otra cosa, y no como una necesidad. Nos la tomamos como algo de lo que disfrutar, como una forma de adelgazar, como una manera de ponerse musculoso, como una manera de superar un desamor, como una celebración, como un descanso de nuestra jornada laboral, pero como una necesidad, seamos realistas, muy pocas veces.

Yo creo que por eso la comida se ha convertido en un problema porque la vinculamos a cosas que no son necesidades reales. Hemos perdido el respeto a alimentarnos, que no a comer. Para alimentarnos somos muy «finos», solo queremos comer lo que nos gusta, o, incluso, somos capaces de dejarnos una fortuna por ir a un sitio de moda por la decoración que tiene, el relaciones públicas que lo lleva o las recetas que hace, pero no por la calidad de sus alimentos; la calidad real quiero decir. Eso sí, si ese gasto lo subimos un poco para que el alimento que compramos sea de calidad, entonces ponemos el grito en el cielo y no estamos dispuestos a hacerlo.

Vamos a entendernos

Nuestra salud depende de nosotros mismos. Tú eres el máximo beneficiado de encontrarte bien, por eso céntrate en ti a la hora de cuidarte y no le pases la pelota a otro. Reconozcamos, y yo la primera, que a nuestro cuerpo lo utilizamos muchas veces como un automóvil que nos lleva de acá para allá y del que solo nos preocupa la carrocería. Que esté limpia, que la chapa se encuentre en perfecto estado, que parezca un buen coche, pero lo que es el motor, eso ya es otro cantar porque no se ve. Y cuando tenemos un problema de «motor», le pasamos el problema a otro. Al médico, al terapeuta, al nutricionista, al farmacéutico, a quien sea, pero que nos arregle pronto y de la forma que menos esfuerzo suponga.

Te cuento una cosa, en mi centro de cuidado integral, paso mucho más tiempo intentando convencer a la persona que viene a verme de que tiene que seguir las pautas que se le marcan para encontrarse mejor, que dándole esas pautas. Podríamos decir que estoy un 40 por ciento del tiempo hablando con la persona para conocerla bien y saber qué le puede pasar, otro 10 por ciento dándole las pautas adecuadas para que se encuentre mejor e intentar superar el problema que tiene y un 50 por ciento convenciéndola de que lo tiene que hacer si quiere sentirse mejor. En ese 50 por ciento del tiempo, escuchas todo tipo de excusas para no hacerlo. Que si eso no me gusta, que si no tengo tiempo, que yo hay cierto alimento que no voy a dejar por muy mal que me siente porque me encanta, que me resulta complicado tener que tomar un suplemento, que no quiero pasar hambre, que no quiero comer tanto... Hasta me han llegado a decir que no quieren comer raro. Reconozco que, al principio, cuando comencé hace unos siete años, ponía todo mi empeño en convencerlos para que lo hicieran. Que se cuidaran parecía más un reto mío que de ellos. Pero hoy en día ya no dedico tanto tiempo a convencerlos, les hago saber que no cuidarse no tiene ninguna gracia porque si no lo hacen, son ellos los que sufren las malas digestiones, los que duermen mal, los que pierden el cabello, los que tienen diarreas, ansiedad o insomnio; en definitiva, los que no se van a encontrar bien. Y sentirse bien depende mucho de uno mismo.

SOMOS RESPONSABLES DE LO QUE COMEMOS

Es verdad que hay personas que lo tienen más fácil que otras, pero siempre hay que involucrarse. Puedes tener ayuda externa de profesionales, de suplementos, de pautas de alimentación, pero todo depende de ti. No puedes dejar toda la responsabilidad de encontrarte bien al médico, a tu nutricionista o a tu terapeuta, a un medicamento o a un suplemento. Esto me recuerda a una cosa que hizo mi padre con mi sobrino cuando este era pequeño. Él era muy mal estudiante y aunque tenía profesor particular y le ponían en su cuarto de estudio para que hiciera los deberes, buscaba cualquier excusa para engañar a sus padres y no hacer nada. Hasta que un día mi padre, su abuelo, habló con él y le dijo que estudiar era su obligación, y que, por supuesto, no era la obligación de su padre ni la de su madre ni la de sus profesores. Que ellos ya habían estudiado y se habían labrado su futuro y ahora disfrutaban de él. Si él no lo hacía, dentro de unos años no iba a disfrutar de lo que quería hacer, sino que haría lo que pudiese, trabajaría de algo que no le haría feliz porque no estaría preparado para alcanzar sus metas. Mientras sus profesores, su madre y su padre seguirían igual de felices porque estudiaron en su día y llegaron a la meta que querían alcanzar. Mi padre le recordaba el mensaje cada vez que lo veía, que ese era su problema y de nadie más. Oye, pues fue mano de santo. Se puso las pilas y consiguió terminar sus estudios y trabajar en lo que le gusta. También hay que reconocer que mi padre era muy cabezota y aunque le costó mucho convencerlo, lo consiguió.

VOLVER A LOS ORÍGENES

Ahora te voy a dar una buena noticia. ¿Qué es lo bueno de todo lo que te he ido contando? Pues que no es tan complicado cuidar tu cuerpo. Y te voy a decir otra cosa más: te vas a encontrar muchísimo mejor si lo haces, mucho mejor de lo que puedas imaginar. De verdad, ahora parece que cuidarse es muy complicado, que hay que saber un montón de cosas, pero no es cierto. Hay mil nutricionistas y especialistas en alimentación que dan su opinión de lo que es bueno y lo que es malo; miles de blogs sobre qué pautas tenemos que seguir, qué se puede comer y qué no, de las dietas que son buenas y de las que son malísimas, de los productos nuevos que salen y parecen que son geniales y al cabo de unos meses hay un estudio que los confina al ostracismo. Y entono el *mea culpa* porque yo lo he hecho en mi Instagram y en mi blog, pero me he dado cuenta de que esa no es la solución, aunque a mí me gusta probarlo todo y escuchar a todo el mundo. De hecho, me leo libros de todo tipo, desde autores cuyas ideas me encantan hasta profesionales con los que no estoy de acuerdo pero cuyos argumentos también me gusta escuchar.

Cada vez tengo más claro que lo mejor para cuidarse es volver a los orígenes, y eso es lo que intento inculcar más a la gente que me sigue o que me viene a ver. Y otra cosa muy importante: se puede hacer de una manera sencilla. Cuidarse no necesita grandes complicaciones. Lo más importante es querer hacerlo.

NUESTRAS NECESIDADES BÁSICAS

Nuestras necesidades reales son muy pocas y siempre han sido las mismas, por muchas civilizaciones que hayan pasado. El problema es que, aunque las conozcamos porque son muy simples, no reparamos en ellas y damos importancia a otras cosas que no la tienen. Si ahora mismo te pregunto cuáles son esas necesidades, estoy segura de que me darías una lista larga y lo más probable es que te saltaras las principales. Piénsalo. ¿Cuáles son?

Podemos contar las necesidades básicas que tenemos con los dedos de una mano: respirar, beber, comer, descansar y relacionarse. Ni más ni menos. Seguro que piensas que este libro no es para ti porque estas necesidades ya las tienes cubiertas. Bueno, déjame que te siga contando a ver si eso es verdad.

Estos cinco aspectos son básicamente los que necesita el organismo para manejar todo lo que tiene entre manos. Sinceramente no me parece tanto.

Creo que esto, que es algo tan simple, es lo que más me llamó la atención del cuerpo humano y por eso decidí continuar estudiando, cosa que no he parado de hacer porque nuestro organismo es algo que me tiene fascinada y por eso lucho tanto para que lo cuidemos.

Por eso, cuando alguien viene a verme porque se quiere cuidar, pero ya no sabe cómo porque lo ha intentado tantas veces sin éxito que ya no encuentra ningún aliciente para ello, lo primero que les cuento es cómo es su cuerpo y trato de hacerles entender cómo funciona, para que se dé cuenta de que debajo de su cuerpo hay una fábrica que ríete tú de los almacenes de Amazon. Es una empresa perfecta con todo tipo de departamentos, comunicados entre sí, y que lo único que te piden son unas cosas básicas y poco más, porque ellos se encargan de todo y sin molestarte; eso sí, si le das lo que necesita.

Nuestro cuerpo: una empresa que funciona bien

Los trabajadores de esta empresa que es nuestro cuerpo solo piden cosas básicas como cualquier empleado:
—Primero, un sueldo, los nutrientes.

—Segundo, un horario. Es decir, tener un horario fijo de trabajo para que se pueda organizar: a esta hora nos despertamos, a esta comemos, a esta descansamos, etcétera. Sabiendo cuál es su horario de trabajo, se puede organizar un horario fijo para comer y para las actividades de recreo.

—Tercero, buena maquinaria, que para él depende de la calidad de esos nutrientes que le sirven para hacer bien su trabajo. Al tener calidad, además de ser más eficaz, crea pocos desperdicios que no le vienen nada bien y le hacen distraerse en cosas que no son importantes para la empresa.

—Y cuarto, horas de descanso.

¿A que son cosas muy básicas e innegociables para cualquier trabajador? Pues, en líneas generales, es lo que nos piden los trabajadores de nuestra empresa interna.

Otra cosa que tengo muy clara es que cada uno de nosotros somos «empresas» diferentes y que las necesidades de la mía pueden ser completamente distintas a las de las demás. Somos diferentes, y aunque seamos hermanos gemelos, genéticamente iguales, el mismo consejo no nos sirve a los dos; o dicho de otra manera, lo que le sirve a una persona no le funciona a otra, porque todos somos diferentes. Te puedo asegurar que una vez que se entiende esto, todo se ve más claro.

ENAMÓRATE DE TI MISMO

En este punto del libro te voy a hacer una promesa. No te voy a dar clases de anatomía, ni de fisiología o de histología, ni de nutrición, ni de nada que se le parezca. Para eso están otros libros, que, si te interesa el tema, te recomiendo que leas. Yo lo único que voy a intentar es que te enamores de ti, que admires tu cuerpo. Quiero que reconozcas el trabajo tan impresionante que hace cada segundo del día, todos los días de tu vida, para que tú puedas seguir haciendo lo que haces, para que vayas, para que vengas, para que te rías, para que llores, para que lo pases bien con tus amigos tomándote un vino, para que ames a tu pareja, para que te recuperes de tu lesión y superes la ruptura de un amor, para todo lo que se te pueda ocurrir que haces a lo largo de tu vida y seas capaz de hacerlo porque todo es gracias a él. Solo así, interiorizando esto, serás capaz de cuidarte y de disfrutar haciéndolo. Y que lo que hagas a diario no sea porque lo digo yo, o un médico, o un nutricionista, o un bloguero, sino porque es lo que más te apetece del mundo.

Lo primero que hemos de tener en cuenta es que nuestro cuerpo es un todo y así funciona, como un conjunto; sus órganos y sistemas no son planetas independientes en una galaxia, donde a uno no le afecta lo que hace el otro. Aquí sí y eso es fundamental porque muchas veces nos preocupamos de cuidar ciertos órganos, pero a otros no les hacemos ni caso. Esta interrelación de todo lo que hay en él es otra de las cosas que cuando lo entiendas, verás que te facilita mucho a la hora de cuidarte y saber qué es lo que te puede pasar.

DEJEMOS LAS EXCUSAS

Está claro que no te cuidas mucho porque si lo hicieras, no estarías leyendo este libro, sino una novela, una revista o cualquier otra publicación que te entretuviera. Si estás aquí, es porque algo, por muy pequeño que sea, no termina de funcionar o ya no lo hace como antes.

Creo que lo más importante para cambiar cualquier aspecto que nos preocupe es, primero, reconocer que estamos haciendo algo mal y estar dispuestos a cambiarlo. Nosotros solemos ponernos todo tipo de excusas para no hacer lo que no nos apetece o nos supone un gran esfuerzo porque nos saca de nuestra zona de confort. ¿A que sí?

Cuando hablamos de salud, las excusas que utilizamos son de todo tipo, pero la más habitual es: «No tengo tiempo», como si cuidarse fuera lo que se llama un «marronazo». A las personas que me vienen a ver siempre les intento abrir los ojos de una forma muy sencilla. Les digo: «Tiempo tenemos todos, veinticuatro horas al día. Otra cosa es que tus preferencias pasen por otras actividades que no sean las de cuidarte». Y ahí es donde aparecen las justificaciones. Que si tengo mucho trabajo, que si prefiero dormir diez minutos más, que me da pereza cocinar, que no tengo tiempo ni para ir a la compra, que esa comida es muy rara, que no voy a comer diferente de los demás porque a ver qué van a pensar de mí..., y así podría llenar varias páginas.

Como te he dicho al principio, estas excusas solo atentan contra ti. No me tienes que convencer ni a mí ni a nadie. A ti es al único al que le tiene que importar tu salud y hasta que no seas consciente de eso, será complicado cambiar. Pero yo confío en ti. Por eso espero que te des una oportunidad, porque el resultado merece la pena. Y no es tan difícil, de verdad.

Comportamientos erróneos y excusas

Vamos a hacer un listado de acciones que llevamos a cabo casi a diario y que solemos hacer mal, pues para todo tenemos una justificación. Lo peor es que sabemos por toda la información que hay hoy en día, que no están bien, que van en contra de nuestra salud, pero nosotros continuamos haciéndolas porque lo hace todo el mundo o porque no hay que ser exagerados, como muchas veces me dicen a mí, «que parece que estás obsesionada con cuidarte».

Como decía la canción, «llámalo obsesión», pero en realidad es amor a mí misma. Te doy la lista de comportamientos y excusas donde seguro que en algunos puntos te ves reflejado:

1. Nos despertamos y en veinte minutos ya estamos en la calle rumbo al trabajo. Excusa: «Es que prefiero dormir diez minutos más a dejar que mi cuerpo se despierte poco a poco y se ponga en marcha a su ritmo».

2. No desayunamos o nos tomamos solo un café. Excusa: «Es que por la mañana no me entra nada sólido».

3. Bebemos agua del grifo. Excusa: «El agua es agua y lo del agua mineral es tirar el dinero por algo

que puedes conseguir gratis; además, el agua de Madrid es famosa por lo buena que es».

4. Nos tomamos una pieza de repostería en el desayuno, a media mañana o por la tarde. Excusa: «No me da tiempo a prepararme nada para el desayuno» o «Pico algo cuando salgo a tomarme el café de media mañana, pero es una pieza pequeña».

5. Tomamos zumos envasados hechos a base de concentrados. Excusa: «No tengo tiempo y algo de vitaminas tendrá». O la que menos me gusta: «Con esto me merienda el niño».

6. Tomamos refrescos industriales a cualquier hora sabiendo que son una bomba de azúcar. Excusa: «Es que necesito un poco de energía, lo tomo *light* que no engorda» o «Por algo que me gusta, no me lo voy a quitar».

7. Tomamos *snacks* industriales dulces o salados entre horas. Excusa: «Es rápido y me lo tomo mientras trabajo», «Me mata el hambre de media mañana», «Es más sano que la repostería», «Me cabe en el bolso» o «Lo que haya en la máquina del trabajo».

8. Tomamos chuches o golosinas. Excusa: «Solo las tomo de vez en cuando, las compro por los niños y me cojo alguna». Y la peor: «Se las doy a mis niños porque todos las comen y no quiero que

parezcan raros o monten un escándalo si no se las doy», «Se las trae el abuelo».

9. Comemos con bebidas muy frías. Excusa: «Es que tomar los refrescos si no están fríos es horrible, son para refrescarme».

10. Comemos mirando el iPad, el móvil o hablando. Excusa: «No me gusta comer solo o en silencio porque parece que tengo un problema», «Es una pérdida de tiempo no hacer nada mientras comes» o «Mientras, me entretengo con las redes sociales».

11. Comemos fuera de casa en cualquier sitio de menú. Excusa: «No tengo tiempo para prepararme nada para llevarme al día siguiente, lo de meterlo todo en un táper es una horterada».

12. Tomamos postre. Excusa: «Solo tomo postre cuando como fuera» o «Es que si no termino con un poquito de dulce (cuando no me tomo la tarta de queso entera), no se me queda buen sabor de boca».

13. Comemos platos preparados o pedimos comida por teléfono para que nos la traigan a domicilio. Excusa: «Llego a casa agotado y no me apetece ponerme a cocinar», «No sé nada de cocina y no sabría qué hacer» o «Es que hoy tengo capricho de comida india, por decir algo».

14. Comemos todo procesado. Excusa: «Comer productos ecológicos es una moda que ya pasará

como han pasado otras» o «Hay marcas que tienen productos muy buenos y saben como si fueran naturales».

15. No le damos importancia al material de los utensilios de cocina, por ejemplo, usamos el táper de plástico y lo calentamos en el microondas. Excusa: «Es que tan malo no puede ser, además tengo treinta minutos para comer».

16. Cenamos tarde y mal. Excusa: «Después del trabajo hacemos todo tipo de actividades y ceno cuando llego a casa, y como llego cansado, cojo cualquier cosa que tenga envasada y rápida».

17. Nos vamos tarde a la cama. Excusa: «Hasta que no terminó el programa o la serie, no me pude dormir porque me enganché».

18. Hacemos poco ejercicio. Excusa: «Ya me gustaría, pero no tengo tiempo. Prefiero pasar ese rato haciendo otra cosa».

19. Nos automedicamos. Excusa: «A mí es que este protector estomacal me viene fenomenal porque si no tendría una digestión horrible», «Me tomo este antibiótico, que es lo mejor para el resfriado» o «Si solo es un paracetamol».

20. Dormimos poco. Excusa: «Entre semana es que no puedo dormir más, pero cuando pillo la cama el fin de semana ya recupero el sueño».

¿Te suena todo esto? Estoy segura de que más del 50 por ciento te resulta familiar. Lo que más llama la atención es que todos sabemos que este listado es una sucesión de malos hábitos y aun así los hacemos. Además, creemos que estas cosas son ocasionales pero, si lo pensamos bien y somos sinceros, son más bien habituales. Con todo esto tiene que lidiar nuestro cuerpo todo el día y no está incluido en su «convenio» de trabajo. Y yo me hago una pregunta: ¿por qué no somos capaces de cambiarlo? Me da mucha rabia que todos sepamos que estas cosas son malas para nosotros mismos y sigamos haciéndolas. Mira, con el tabaco, gracias a Dios, somos muy cuidadosos. Sabemos que fumar está fatal, no se puede fumar en ningún sitio y si alguien fuma al lado de un niño, le llamas la atención porque el pequeño está tragando humo y sabes que es muy perjudicial para él. Pues también tienes que darte cuenta de que algunas chuches son, junto al tabaco, uno de los principales productos cancerígenos. Muchas están llenas de colorantes artificiales y la gran mayoría son derivados del petróleo. Según estudios recientes, los colorantes derivados del petróleo causan reacciones alérgicas, diabetes, daños en los cromosomas, hiperactividad, asma y cáncer. Sin embargo, la mayoría de las veces ni leemos los ingredientes de lo que llevan porque no nos importa tanto o no «caemos en la cuenta», y eso que se trata de la salud de nuestros hijos. Y cuando intentas abrir los ojos a los demás te dicen que eres una exagerada o «cómo se nota que no tienes hijos». Pues te digo una cosa, si los tuviera, preferiría que los considerasen «raros» por no tomar chuches, porque las consecuencias que les pueden acarrear en el futuro, si las consumen cada semana, son muy serias y no hacemos mucho caso.

Te voy a poner un ejemplo de la vida real. El otro día estaba en una comunión y se me acercó el hijo de una amiga con la boca azul y pidiendo tomarse otra chuchería. Ya había leído algún artículo que hablaba de esa golosina en concreto y del peligro que tiene. Se lo comenté a su madre y lo más fuerte es que lo sabía, pero aun así le estaba dando permiso para tomarse otra porque «total, luego ya cena bien y, sobre todo, no hay que aguantar lo pesado que se pone si no se la damos». De todas formas, los que no tenemos hijos no nos vamos de «rositas». Los refrescos y algunos *snacks* tienen colorantes y derivados del petróleo, así que en riesgo estamos todos. Pero no quiero ser catastrofista, porque sigo pensando que en muchas cosas podemos cambiar a mejor. No, a mucho mejor.

Estamos rodeados de «Charlies»

No lo tenemos nada fácil porque vivimos rodeados de cosas que son perjudiciales para nosotros. Estamos como Rambo, rodeados de «Charlies» o peligros con los que tenemos que pelear, y nos encontramos solos.

En la anécdota de mi amiga que te he contado antes, es donde veo uno de los mayores problemas. De acuerdo que ella tomó una mala decisión dándole permiso para comer esa chuche, pero es que en la comunión había una mesa donde había todo tipo de cestas con chuches y los demás niños también iban con la boca azul. De todas formas, el resto de alimentos que había eran sándwiches con crema de chocolate, bollos industriales de todos los tipos, patatas fritas de bolsa, etcétera. En esa situación tan normal hoy en día: ¿qué haces?, ¿eres la rebelde que te enfrentas con todo y contra todos?, ¿que tu hijo te monte un espectáculo porque no le dejas tomar lo que todas las demás madres dejan tomar a los suyos? Es muy complicado, lo sé, pero en algún momento tenemos que empezar el cambio si nos queremos sentir mejor. Porque te recuerdo, y es algo que te voy a recordar muchas veces en este libro, es un tema que te afecta única y exclusivamente a ti. Yo no me voy a encontrar mejor porque me hagas caso, ni tampoco tu terapeuta, nutricionista, endocrino o médico de familia, el único que se va a sentir mejor eres tú.

El ser humano vive en sociedad y no podemos ir por libre. Nos ajustamos a las costumbres, a las circunstancias de nuestro entorno y, te voy a ser sincera, muchas veces van en nuestra contra.

LOS PELIGROS QUE NOS RODEAN

1. La industria alimentaria

¿Y cuáles son los peligros que nos encontramos? Pues empecemos por uno muy claro y que seguramente no nos hemos planteado nunca: la gente que hace la comida que nosotros comemos. Toda la industria que se dedica a la alimentación tiene una prioridad, como la de cualquier industria, y no es tu alimentación, es ganar dinero. ¿Cómo se gana dinero? Normalmente abaratando materias primas y mano de obra para obtener más margen. Pues esto pasa en muchas de las empresas que se dedican a la alimentación. Su principal preocupación tendría que ser darnos productos de calidad y que nos alimentasen bien, pero no, su máximo objetivo es conseguir beneficios. Se entiende, aunque no es aceptable, por lo menos para mí. No se puede hacer nada contra esto. ¿O sí? Perdón, sí que se puede hacer algo: ser unos clientes exigentes, mirar bien lo que compramos y dejar de lado los productos de peor calidad y los que a la larga deterioran nuestra salud. A continuación viene otro peligro que está muy ligado a este punto: lo difícil que es encontrar lo «bueno».

2. Los supermercados

Vivimos rodeados de cosas que no nos hacen bien y cada vez las que son más sanas están más escondidas. Si vas a un supermercado, incluso cuando entras en una gasolinera —porque ahora tienen anuncios que dan a entender que son el sitio ideal para hacer la compra—, te encuentras con todo tipo de promociones, carteles gigantes, el mejor posicionamiento en baldas y pasillos de productos de los que tendríamos que salir huyendo, pero todas las nuevas técnicas de marketing nos llevan corriendo hacia ellos y, claro, están muy buenos, porque si algo trabajan en estas compañías es la textura y el sabor, muchas veces a costa de ponerles sustancias que, en exceso, son más perjudiciales que beneficiosas.

Si solo la mitad del presupuesto que han invertido en esas campañas lo hubieran gastado en vendernos verduras, ahora mismo el planeta estaría lleno de Popeyes. De hecho, Popeye es una idea publicitaria de los productores de espinacas americanos. Estos decidieron publicar una tira cómica con un personaje que estuviera saludable gracias a que las comía y tuvo tal éxito que duplicaron su producción e hicieron que las espinacas se vieran como lo que son: una fuente de vitaminas y minerales que le encantan al cuerpo.

Pero no, hoy en día esas campañas se destinan a productos procesados que nos quitan energía y que en algunos casos generan adicción y, por desgracia, puede que lleguen a enfermarnos. Aun así tienen el mismo éxito que la tira del novio de Olivia.

El peligro no solo está en los alimentos, también en nuestros hábitos diarios, en los horarios de las comidas y, recuerda, en el horario de descanso prometido a nuestros «trabajadores».

Cada día comemos más tarde y eso no le viene nada bien al organismo. Yo me despierto todas las mañanas a las siete en primavera, y a las ocho en invierno porque amanece más tarde, y siempre desayuno. La hora de la comida la hago pronto, aunque es difícil si comes fuera. Sin ir más lejos, el otro día fui con unas amigas a comer a un restaurante, llegamos a la una del mediodía y no nos dieron de comer. La cocina estaba cerrada porque empezaban a dar comidas a las dos. Esto también me ha pasado con la cena. Quedar en sitios a las ocho y media y que no den de cenar. Y ya no te digo nada si la cena es con más gente, a ver quién convence a su pandilla para que esté antes de las nueve y media. Misión imposible. Al final no empiezas a cenar hasta las diez, que es cuando han llegado los últimos. Pero si se ve hasta en los horarios de la televisión. Hay programas cuyos protagonistas son los niños que empiezan a las diez y media de la noche y terminan a la una de la madrugada. Ya te he dicho que no nos lo van a poner fácil, pero nosotros lo tenemos que intentar.

SOMOS UN TODO

Empecemos a conocer a nuestro cuerpo para poder cuidarlo. Como te he dicho antes, soy de las que piensa que cuanto más sepamos de nuestro organismo, más cariño le vamos a coger porque, de verdad, si hay algo excepcional en la tierra es el organismo de un ser vivo. Es algo que ya te conté en mi primer libro, el hermano mayor de este, pero voy a volver a insistir en este tema en estas páginas porque es fundamental.

Tu cuerpo es muy complejo y absolutamente todo lo que le hagas le afecta para una cosa o para otra. Puede ser para bien o para mal. No te olvides de que el filete que has comido hoy, por poner un ejemplo, en un tiempo será parte de tu pestaña, un trozo de tu corazón, o una parte de la pared de tu vena de la mano derecha, y todo sin necesitarte a ti para nada.

Él solo se organiza. Es muy sencillo a simple vista, muy fácil de entender, pero realmente lo consigue porque aunque el cuerpo es una *máquina* muy compleja, se rige por una pandilla de moléculas que son de lo más elemental. Igual que el juego de piezas *Lego*, con el que puedes hacer una figura muy complicada aunque las piezas son las mismas que utilizas para hacer una simple torre. Las piezas son las células, y los agujeritos que tienen para unir unas con otras, las moléculas. Esto es asombroso porque en la organización de las moléculas que forman las células de tu organismo existe una simplicidad fundamental.

Es como el funcionamiento de la cerradura de una llave blindada, se abre igual que una básica que compras de oferta en una gran superficie. En realidad, solo hay que meter la llave, girar y listo. Algo muy elemental, pero que tiene una gran «maquinaria» detrás. Para que esta maquinaria funcione sin que te des cuenta, necesita algo muy simple, el orden. El orden es fundamental para el cuerpo, porque si no fuera así, todo ese grado de complejidad que supone hacer de un trozo de carne la vena de la mano derecha o la pestaña del ojo izquierdo, no sería posible y reinaría el caos. Por eso todas las células, hormonas, proteínas, grasas, huesos, articulaciones, pelos, hidratos, agua, uñas, absolutamente todo, cumple una función en el organismo, y es una función concreta.

Esto sucede en la célula más pequeña de tu cuerpo hasta en el órgano más grande. Todo pasa para conseguir o realizar algo. Nuestras células, por tanto, son como nosotros. Por eso necesitamos comer, tanto para extraer la energía que nos da el alimento para poder respirar, saltar, bailar y aguantar hasta el final del día, como para cerrar ese corte que nos hicimos en el dedo pelando una manzana, es decir, para poder seguir manteniendo su estructura.

Una cosa que me encanta de nuestro cuerpo es que somos algo más que el conjunto de las partes. Todas esas «partes» que están debajo de la piel, incluso las bacterias y los hongos que viven en el intestino o en la flora, no solo cumplen con su cometido y ya, sino que esas funciones interactúan con todo; es decir, que todo lo que hay debajo de la piel está relacionado. Nada de lo que nos ocurra actúa independientemente del conjunto.

LA LÓGICA MOLECULAR DE LA VIDA

Nuestras células son como nosotros. Son sociables y dependen del terreno en el que vivan para su supervivencia. Un ejemplo, yo me relaciono con mis amigos cercanos y con los que están lejos gracias a los chicos de mensajería; pues bien, en el cuerpo esas mensajeras informadoras de lo que está pasando son nuestras hormonas. Poseemos diversos tipos de hormonas que informan de lo que está pasando en el interior de una célula a nuestro sistema nervioso, que es la centralita de la fábrica y no deja pasar nada por alto.

Gracias a las hormonas y a otras sustancias, las células pueden detectar todo lo que pasa a su alrededor o lejos de ellas, para así poder actuar en consecuencia y decidir qué se va a hacer en cada momento. Vamos, que «ahí dentro» todo el mundo tiene su tique, como en la cola del mercado, y hasta que no le toque su turno no pretende hacer el pedido o ponerse en marcha, porque nada sucede de una forma aislada.

Los científicos llaman a este proceso «la lógica molecular de la vida», que es un conjunto de «reglas fundamentales» que rigen tu naturaleza intrínseca. Rigen todas las interacciones y las funciones de los distintos tipos de moléculas y células que hacen que tú seas tú y no otra persona.

Estas leyes fundamentales son las que dotan a nuestras células de la capacidad de organizarse y replicarse ellas mismas. Esto es una pasada. Tanto que hasta los científicos le llaman «la quintaesencia de la vida». Nosotros como lo tenemos *per se* no le damos importancia, lo vemos como algo normal, pero es fantástico. Y lo más apasionante es que sabemos que estas leyes existen, pero no todas las podemos explicar. No entendemos cómo un conjunto de células inanimadas de organismos vivos se influyen mutuamente para construir, mantener y perpetuar el estado de vida. Esto es lo que se denomina la quintaesencia de la vida.

Todo esto tan complejo y maravilloso que se llama vida se consigue a partir de unas pocas y sencillas moléculas. Cuando esas moléculas sencillas se unen, forman otras más complejas, como los hidratos de carbono, los lípidos o las proteínas. Estas seguro que te suenan. Pues esas moléculas también están en los alimentos; por eso nos los comemos, porque están hechos de lo mismo que nosotros. Los alimentos son como los mensajeros que nosotros le mandamos al cuerpo para que pueda reponer lo que ha gastado. Lo que quiere decir que dependiendo del tipo de mensajero que le enviemos hará un trabajo u otro.

Por eso es tan importante que te involucres en lo que comes y que no te veas solo como un cuerpo físico. Eres mucho más que eso. Eres algo perfecto con unas capacidades extraordinarias, más de las que te puedas llegar a imaginar.

En mi caso, cuando fui consciente de lo maravilloso que es el ser humano por dentro, me resultó mucho más fácil entenderlo todo.

«Así como es fuera, es dentro»

Los médicos clásicos de la medicina tradicional china dicen que «así como es fuera, es dentro». Esta frase es uno de mis mantras, que me repito todos los días para ser consciente de que tengo que cuidar lo que hago si me quiero encontrar bien.

Esto lo pienso, por ejemplo, cuando no tengo mucho tiempo para comer y mastico a toda prisa o estoy nerviosa por cualquier cosa que me ha pasado: un atasco en el que no avanzo y voy con prisa. Pues en ese momento visualizo mi corazón trabajando a doscientas pulsaciones por minuto cuando el pobre estaba tan relajado hacía tan solo un rato.

Te parecerá una tontería, pero cuando eres capaz de imaginártelo, lo único que quieres hacer es tranquilizarlo para que vuelva a su trabajo feliz y sin sobresaltos. Cuando estoy a gusto también lo hago. No te creas que hay que acordarse de santa Bárbara solo cuando truena. Muchas veces me gusta visualizar mi cuerpo descansando e imaginármelo trabajando en silencio, con tranquilidad, a su ritmo. Vale, ahora pensarás que estoy loca. No me importa porque es algo que no voy a dejar de hacer pues me sienta muy bien, y cuando lo practiques, me entenderás mejor. Volviendo a lo que nos decían los médicos clásicos de la medicina china: «Como te cuides por fuera, así estarás por dentro». Ni más ni menos. Si comes mal, sin orden, hablando mientras masticas y más pendiente de la conversación que de lo que estás comiendo, pues difícilmente te sentará como te tiene que sentar.

CÓMO FUNCIONAMOS

Voy a simplificar el funcionamiento de nuestro cuerpo y solo te voy a hablar de cómo funciona a *grosso modo* nuestro sistema digestivo, porque este libro va sobre qué comer, así que nos vamos a centrar en él, que es uno de los más importantes para crear la gasolina que tanto necesitamos.

Vamos a ver la disposición de los órganos del sistema digestivo. Están relacionados por muchas cosas, pero la más evidente es el tubo digestivo, que, como su nombre indica, es un tubo que tiene un principio, la boca, y un final, el ano. Todo el recorrido del tubo digestivo está revestido de una mucosa. Para que te hagas una idea, es lo que vemos cuando abrimos la boca; esto es, una «piel húmeda» —quédate con este dato que aunque ahora no te diga nada es clave para que entiendas lo importante que puede ser la alimentación—. A lo largo del recorrido de todo el tubo esta piel se va especializando en hacer determinadas cosas. No hace lo mismo la parte de tubo que corresponde a la boca que la del intestino. Pero su estado es fundamental para nuestra salud, porque esta piel o mucosa, llamada epitelio, es la encargada de dejar entrar de manera selectiva los nutrientes, el agua o los electrolitos. De ahí que se diga que lo que está dentro de él (dentro del tubo, no de la mucosa o piel) aún no forma en realidad parte de nosotros.

Esto lo notamos cuando comemos algo que nos sienta mal. El epitelio es el que decide si lo lleva a la puerta de entrada de nuevo porque no lo quiere, o lo lleva, sin más dilación, a la de salida. Este trabajo de selección a medida que la comida avanza el recorrido del propio tubo digestivo es muy minucioso, ya que conforme se van deshaciendo los alimentos cada vez cuesta más distinguir lo que es bueno y lo que no.

La responsabilidad de tomar las grandes decisiones de lo que ha de pasar o no la tiene el intestino, por eso su estado repercute en otros órganos. El sistema digestivo se dedica a ir desmontando todo lo que comemos para que pueda pasar al interior del organismo y así pueda alcanzar el hígado, ya que de otra manera sería imposible. Comienza ahí la gran obra maestra que es el metabolismo.

Si no fuera por este tubo, no podríamos recargarnos de nutrientes ni de agua, ya que un alimento no puede atravesar las barreras que tenemos y entrar sin más. Es como cuando vamos a Ikea, pero al revés. En Ikea compramos un mueble desmontado en mil piezas pequeñas, que tenemos que ir montando nosotros para que quede igual de bien que el que hemos visto montado en la tienda, pero en nuestro salón.

El alimento llega entero a nuestra boca y, a partir de ahí, se tiene que descomponer en trozos pequeñitos durante el proceso, tan pequeños que lleguen a ser como una pasta, llamada quilo, para que cuando llegue al intestino delgado se pueda absorber con la inestimable ayuda de la flora intestinal.

Primer paso

El primer contacto con el alimento es la boca. Ahí los dientes y las muelas empiezan a triturar el alimento con ayuda de los músculos de la mandíbula, músculos como el masetero, que tiene una fuerza que ni Hulk en pleno estado verde y de mosqueo. Aquí también trabaja la saliva con sus enzimas. La más famosa en esta zona es la ptialina o amilasa salivar, que se encarga de triturar los hidratos de carbono, los azúcares en general. Están las lisozimas, unas proteínas «guardianas» —como las porteras de la discoteca—, que se encargan de no dejar a ningún «bicho» malo en el «local». Desinfectan todo. También está el moco, que es como la película que rodea lo que se ha triturado para que no roce la propia mucosa de la boca ni la de los conductos por los que va a tener que viajar, porque a la mínima se pueden «descascarillar». También en la boca está la lengua con unas cuantas papilas gustativas, alrededor de diez mil, que son las encargadas de decir qué tamaño o textura tiene lo que estamos masticando, y los receptores gustativos, una especie de botones que con la ayuda del sentido del olfato mandan al cerebro la información del tipo de sabor que estamos comiendo. Por supuesto, es un ejemplo muy resumido porque todavía hay muchos más integrantes en la boca. Y ahora que te he contado lo que pasa a la hora de masticar, piensa cuántas veces masticas cada vez que comes algún alimento. Sí, muy poco, ¿verdad? Hay veces que a los dos segundos ya estamos tragando y eso que hemos oído mil veces que masticar es muy importante.

Pues que sepas que el dedicarle más tiempo a la masticación supone que todo trabaje con más cuidado y haciendo bien su tarea, y evita que vayan a la velocidad de los mecánicos de Fernando Alonso cuando se para en boxes. Todo proceso necesita su tiempo para que los diferentes integrantes hagan su trabajo con éxito. Haz un esfuerzo, porque lo vas a agradecer mucho, vas a disfrutar más de la comida, te sentirás más saciado y la comida formará parte de ti antes, porque cada diente tiene polaridades o cargas magnéticas distintas, que también ayudan, y mucho, al organismo a reconocer el alimento como propio.

Segundo paso

Bueno, retomemos el viaje de los alimentos. Habíamos dejado una pasta que hemos hecho en la boca, que se llama bolo alimenticio. ¿Qué pasa ahora? El velo del paladar se eleva, se cierra la epiglotis y la lengua empuja el bolo alimenticio a la faringe. Este proceso se conoce con el nombre de deglución. Sucede de forma involuntaria. No sé si te ha pasado a veces que estás masticando y aunque no quieras tragar, porque sabes que hay algo que no te sabe bien, no lo puedes evitar. Pues es por esto, porque este proceso es involuntario, y cuando nota que está ahí, preparado, se hace de forma mecánica. En este punto es cuando llamamos al transportista, el esófago, que, realmente, comparado con otros compañeros no tiene un trabajo tan minucioso, ya que al ser un tubo cilíndrico muy mal se le tiene que dar para no poder hacer bien su labor. El esófago, el único órgano digestivo situado en la cavidad torácica es el encargado de llevar la comida al estómago. Esto lo hace con la ayuda de las ondas peristálticas, que son las que mueven el bolo alimenticio desde la faringe hasta el estómago en un recorrido que puede durar unos cuatro o seis segundos de media si estamos rectos (porque la gravedad afecta) y si comemos tumbados o recostados, este proceso puede ser más lento. El transportista deja debidamente la carga en el estómago, pues todo va entrando ordenadamente ya que al final de su recorrido en el esófago hay un esfínter (el esfínter esofágico inferior). Este se superpone con la primera parte del estómago, que se llama cardias, y es el encargado de secretar un líquido no tan ácido y corrosivo como el que se secreta en el centro del estómago, por eso cuando en el cardias o el esfínter esofágico hay algún problema notamos ardor o reflujo. Por ejemplo, si comemos deprisa ese esfinter no se abre de una forma relajada, para que la carga entre en el estómago, y a su vez, tampoco se cierra bien el del estómago una vez esta está dentro.

Tercer paso

El estómago es un órgano que se parece a una bolsa o, mejor dicho, a una gaita gallega, porque sus paredes son igual de aislantes y resistentes que el instrumento más famoso de mi tierra para que los jugos gástricos, el ácido clorhídrico y la pepsina puedan seguir con la cadena de «desmontaje» del bolo alimenticio, que cuando lo pase se transformará en quimo.

En este órgano se «desmontarán» principalmente las proteínas. Los hidratos y las grasas se procesarán más adelante en el proceso de la digestión y lo harán en el intestino, ya que en él hay más espacio para maniobrar. Hasta entonces pueden esperar en el estómago, ya que este experimenta lo que se conoce como una relajación receptiva, que es la que evita que aumente la presión conforme se va expandiendo. Por eso, por mucho que nos llenemos la tripa, la comida no vuelve al esófago. Este tipo de relajación, por ejemplo, la pierden las personas que se operan para el tratamiento de la obesidad, por lo que no pueden comer demasiado.

Como el estómago está especializado en las proteínas, las demás partes de la cadena tendrán que esperar porque ni el ácido clorhídrico ni la pepsina saben cómo triturar de una manera eficaz las grasas ni los azúcares. Estos tienen que esperar hasta llegar al salón, que son los intestinos. Y ya pueden tener paciencia porque las proteínas necesitan su tiempo, unas cuantas horas mínimo, y además hay otra barrera a la salida del estómago, el píloro, un esfínter mucho más lento y cuidadoso que deja pasar los nutrientes a un ritmo mucho menor que el de su compañero el cardias. Aquí todo va pasando dependiendo de la cantidad de enzimas especializadas que haya en el intestino. Pasa despacio porque así como el estómago necesita ácido para trabajar, en el intestino sucede todo lo contrario. Entonces, para que el ácido del estómago no dañe la mucosa del intestino tienen que ir saliendo sustancias como la secretina, una hormona que mandará una orden al páncreas para que segregue enzimas y bicarbonato que ayude a subir el pH.

Cuarto paso

El intestino delgado, como es muy largo, tiene todo lo necesario para terminar de triturar los hidratos, las proteínas y también las grasas. Esta trituración la hace en el duodeno, la primera parte del recorrido, con la ayuda de las enzimas que llegan desde el páncreas, como la tripsina, la carboxilasa, la quimiotripsina o lipasa y la bilis que llega de la vesícula biliar. Estos jugos hacen su aparición estelar porque se abre otro esfínter, el de de Oddi.

Las enzimas terminan de digerir o triturar el alimento para formar el quilo, que tiene el aspecto de una papilla increíblemente desmenuzada o un batido de esos que te dan en el hospital cuando te pones malito.

Cuando el quilo pasa al yeyuno, la segunda parte del intestino delgado, ya se empiezan a absorber los nutrientes de esa pasta gracias, por supuesto, a la inestimable ayuda de la flora intestinal. Quizá por eso, como todo pasa de una forma ordenada, el intestino delgado es tan largo (puede medir entre cinco y siete metros) porque necesita su tiempo para trabajar y procesarlo todo.

La última sección del intestino delgado, el íleon, no es tan activa en la absorción, es más selectiva. Ahí están la mayor parte de las Placas de Peyer, con tejido linfoide (sobre todo linfocitos B) que sintetizan inmunoglobulinas, con un papel protagonista de nuestra inmunidad, que supervisan si algo es bueno o no para nosotros. Pueden desencadenar respuestas inmunes locales o a distancia. También es donde se absorben los ácidos biliares que luego serán muy importantes para formar la bilis. Cuando se empiezan a absorber, no todos los alimentos van por el mismo sitio ni pasan a la vez. Se hace de una forma progresiva y siempre en orden, a pesar de que en esa pasta resultante apenas se distingue nada.

Las proteínas y los hidratos se meten en el tren de la línea A, que va por el torrente sanguíneo hasta llegar al hígado. Y las grasas se meten en la línea B, la de la linfa, que aunque tiene distinto recorrido, las lleva al mismo destino que las otras: el hígado.

Aquí se realiza el trabajo inverso. Lo que se ha desmontado antes, ahora se monta a nuestra imagen y semejanza. Este nuevo montaje personalizado y manual lo hace el hígado, que no pertenece al sistema digestivo como tal, pero sí es vital en el metabolismo. En el hígado se decide qué tipo de pieza va a cada sitio de la casa y es tan eficaz, que si se necesitan piezas nuevas que no se han comido, él las fabrica. Además, es fundamental en la elaboración de la bilis, que se va guardando en su almacén, la vesícula biliar, para luego enviarla al intestino y que ayude a emulsionar las grasas. Las rompe en trocitos más pequeños para que se puedan digerir y mezclar con el agua. El páncreas tampoco está en el tubo digestivo como tal, pero es fundamental para poder avanzar porque es el que manda a obreros especializados y muy eficaces, las enzimas, para que desmonten los hidratos. Para ello envía, por ejemplo, las maltasas o carboxilasas. Para trabajar con las proteínas, llegan la tripsina y la quimiotripsina. Y para terminar de digerir las grasas, están las lipasas. Estas no son las únicas, hay más enzimas que permiten digerir los hidratos y las proteínas, pero para ello hay que contar con el esfínter de Oddi, que es el encargado de abrir las compuertas para que estas enzimas caigan al intestino. Todo esto para transformar las proteínas en aminoácidos, las grasas en ácidos grasos y los hidratos en azúcares.

Colegas de trabajo

Hay otras partes que no pertenecen al sistema digestivo, pero que son fundamentales en su «trabajo». Por ejemplo, el sistema linfático es fundamental para que las grasas puedan entrar y pasen al hígado y una vez allí se puedan utilizar. Tampoco el sistema sanguíneo pertenece al sistema digestivo, pero es por donde van los hidratos y las proteínas para alcanzar el hígado. El corazón tampoco pertenece al sistema digestivo, pero si no funciona y no impulsa la sangre arterial (la que lleva el oxígeno) ni retira la venosa (la que se lleva los desperdicios), esto tampoco se podría hacer porque no tendríamos fuerza para mantener todo este sistema. Lo mismo sucede con los pulmones, ya que si estos no pudieran inspirar oxígeno y espirar dióxido de carbono, nos moriríamos a los dos o tres minutos porque sin oxígeno no puede vivir ninguna de nuestras células, especialmente las del corazón y las del cerebro, que, por cierto, tampoco pertenece al sistema digestivo, pero es quien coordina las comunicaciones entre las células gracias a las hormonas para que arbitren esta gran jugada.

Intestino grueso

El intestino grueso sí que forma parte del aparato digestivo. En la primera parte está el colon, que aunque no esté especializado en la absorción de los nutrientes, además de reservorio de desechos materiales que no podemos digerir, es el más escrupuloso de todos los órganos porque se encarga de revisar lo que los demás no quieren, para que aquí no se tire nada. En él se hospeda la válvula ileocecal, una señora que retiene casi toda la flora intestinal dentro del colon, y como es muy fina solo se abre de manera intermitente para permitir que los residuos de los alimentos, junto con el agua y restos celulares, entren en el intestino grueso. Además, crea subproductos muy importantes, como los ácidos grasos de cadena corta.

Esta parte del intestino es muy beneficiosa para nuestra salud, porque hay muchísimas bacterias que contribuyen al estado nutricional de todo el organismo y lo que él no quiere sale por las compuertas, el esfínter anal externo, y si te he visto no me acuerdo.

Del intestino al cerebro

Este es un ejemplo muy tosco de cómo funciona el sistema digestivo, porque no hemos hablado de todas las hormonas y señales que se crean por el simple hecho de comer. Al introducirnos un alimento en la boca, el organismo se activa y se pone a trabajar por las señales mecánicas de nuestra «piel interna» al entrar en contacto con la comida. También se estimula la secreción de péptidos (proteínas) gastrointestinales, como uno que se llama NYP (neuropéptido Y) que, además de coordinar las funciones digestivas, transmite señales para regular la ingesta de alimentos.

Todo esto se pone en marcha gracias también a un nervio que comunica el intestino con el cerebro. Aunque siempre se dijo que su nacimiento es en el bulbo raquídeo, los últimos estudios dicen que es al revés, que nace en el intestino y va al cerebro. El nervio aunque se llame vago trabaja mucho porque mantiene contacto con una parte del sistema nervioso que recibe el nombre de tracto solitario, que no me extraña que actúe solo porque tiene mucha responsabilidad a su cargo, ni más ni menos es el que recibe información de la mayoría de los sistemas orgánicos, incluyendo terminaciones nerviosas, faciales, glosofaríngeas, etcétera. Vamos, que es el principal coordinador del sistema nervioso autónomo y también de la regulación de los elementos cardiovasculares, respiratorios, gustativos, gastrointestinales y, en términos generales, de todos los receptores que tienen que estar activos y mantener nuestro cuerpo equilibrado. Y basta un trozo de pan en la boca para que se ponga en marcha todo este proceso.

Espero que este ejemplo te haya servido para ver que todo en el organismo está coordinado y que reacciona ante cualquier cosa. Esto es lo mejor: que todo esté conectado nos ayuda a saber qué nos puede pasar, de dónde nos puede venir ese síntoma y hacia dónde iremos si no nos cuidamos.

NUESTRA FLORA MÁS PRECIADA

Si hay algo que me gustaría destacar de nuestro tubo digestivo es la flora intestinal. ¡Ay!, la flora intestinal, esa gran desconocida. Se merece un punto y aparte.

Todos hemos oído campanas respecto a la flora intestinal, pero mucha gente no sabe qué es. Seguimos sin distinguir los prebióticos de los probióticos. Ese dato es muy importante porque tanto unos como otros son muy beneficiosos para nuestra salud. Tanto que últimamente es de lo que más se habla. Me alegra mucho que la flora esté de moda.

Hace años cuando en mi blog escribía sobre ella, hubo gente que me insultó, pero, bueno, yo respeto la opinión de todo el mundo. Se rieron de mí y me criticaron porque dije que la microbiota funcionaba como un órgano y que lo que sientes y cómo lo sientes también depende de ella. Pues hoy en día, y eso que he aumentado mis conocimientos desde que lo dije, lo sigo pensando. Así que cuando se habla tanto de la psiconeuroinmunología, me aplaudo a mí misma porque en el fondo tan desencaminada no iba hace siete años. Te explico un poco, porque me estoy metiendo en una terminología, como mínimo, poco usual si no te dedicas a esto.

La psiconeuroinmunología estudia la relación que hay entre la flora intestinal y el sistema endocrino y entre el sistema inmunológico y el sistema nervioso. Como te puedes imaginar, esto necesitaría un libro aparte, que los hay por ahí, pero a nosotros nos es suficiente con saber qué es y cómo funciona la flora intestinal para comprender por qué hemos de tenerla tan en cuenta. Atiende, que es muy interesante y vital para estar sanos.

La flora en cuestión

Tenemos entre un kilo y dos kilos y medio de microorganismos en el intestino, más concretamente en el colon. A todo el conjunto se le llama microbiota intestinal o microbioma. El término *micro-biota* hace referencia a la comunidad de microorganismos vivos residentes en un nicho ecológico determinado. Su estudio, como ecosistema complejo, empezó hace apenas unos años. Este tipo de microorganismos forman parten de todos los seres vivos y juntos construyen una unidad llamada holobionte. Estos microorganismos varían a lo largo de nuestra vida y en función de cómo nos alimentemos. También tenemos bacterias, virus y arqueas. Vamos, que entre unos y otros, la microbiota humana o el microbioma puede alcanzar los cien billones de bacterias con las que convivimos. De hecho, algunos científicos han afirmado que pueden superar en diez veces nuestras propias células y que el conjunto de sus genes sumaría cien veces más que nuestros genes. Para que nos entendamos, más o menos por cada célula humana con ADN (material genético ácido desoxirribonucleico) coexisten diez microorganismos no humanos. Pero, bueno, no creo que esto sea de interés, aunque a mí me encanta.

A diferencia de nuestras células, el número de microorganismos que vive dentro de nosotros varía a lo largo del tiempo, entre otras cosas porque evacuamos y porque son muy sensibles a lo que comemos. Ni más ni menos. También influye la edad o la genética. Todo esto hace del colon uno de los ecosistemas más poblados del planeta, incluso hay científicos que aseguran que más que el subsuelo o los océanos. Ahora que sabemos que son tantos, ¿cómo no le vamos a dar una importancia especial a esta parte del cuerpo? Las bacterias no las tenemos solo en el intestino, se reparten por todo el cuerpo, y si no que se lo digan a la gente que tiene acné persistente o algunos tipos de dermatitis o eccemas. Por tanto, estas bacterias son nuestras y de nadie más. Son como nuestra huella dactilar. Las tenemos en la piel, en la nariz, en los oídos, en la lengua, en la saliva, en los dientes, en las mejillas e incluso en las encías; es más si se rompe el equilibrio de las bacterias de las encías, aparecen caries o la periodontitis, por no nombrar otras enfermedades más importantes.

Todas estas bacterias son imprescindibles para cosas fundamentales de nuestro organismo. Entre otras:

— Para terminar la digestión de los alimentos, porque ellas sí son capaces de descomponer y digerir las paredes vegetales que nosotros no podemos. Además, lo hacen de manera muy eficaz porque extraen energía y nutrientes de los que se benefician los colonocitos (las células del colon).

— Nos ayudan a mantener limpio el intestino porque intervienen en la eliminación de restos de alimentos y en la depuración de toxinas provenientes de la dieta.

— Sintetizan vitaminas como la K, la B12 o el ácido fólico (B9).

— Nos ayudan a absorber electrolitos y minerales.

— Estabilizan estructuralmente la barrera intestinal, que es imprescindible, ni más ni menos, para la maduración y modulación de nuestro sistema inmunológico.

Vamos, que sin estos microorganismos no podríamos vivir. Y si no que se lo digan a los «ratones libres de gérmenes» que se utilizan cada día para hacer estudios en los institutos científicos más prestigiosos del mundo, como el Pasteur de París o el Taconic Biosciences de Nueva York. Viven menos tiempo, son más pequeños y viven enfermos, ya que su sistema inmunitario no se desarrollaba de manera idónea.

Hoy en día, ya hay científicos que consideran la microbiota intestinal como un órgano que se adquiere después del nacimiento. Con el tiempo y las investigaciones, ha pasado de considerarse un comensal acompañante a un órgano metabólico, con funciones en la nutrición, en la regulación de la inmunidad y la inflamación sistémica, por eso su estado y equilibrio es clave en nuestra salud.

El equilibrio es todo

Es fundamental mantener ese equilibrio y ese equilibrio depende de la edad, de si eres hombre o mujer, de los factores ambientales, de los antibióticos que tomes o hayas tomado o del estrés. Ya que en la mucosa intestinal, al haber más terminaciones nerviosas que en cualquier otro organismo, es muy sensible cuando estamos bajo los efectos del estrés, el número de «comensales» buenos se reduce y aumenta el número de los malos. También depende, como no, de los factores dietéticos, es decir, de los alimentos que comas, pero también de lo que masticas, de cómo lo cocinas, de cómo haces la digestión, de los movimientos intestinales y, sobre todo, de tu sistema inmunológico.

Cuando hay un desequilibrio aparecen disfunciones y si el mal funcionamiento del organismo se mantiene en el tiempo se podrían generar enfermedades que pueden tener como base el sistema inmunológico, como podrían ser la artritis, las alergias, la inflamación o permeabilidad intestinal; enfermedades metabólicas, como la diabetes y la obesidad; o enfermedades neurológicas y de comportamiento, como la ansiedad o la depresión, o incrementar el riesgo cardiovascular. Es decir, la antesala de la gran mayoría de estas enfermedades es la alteración de la mucosa y la microbiota intestinal y esto se llama disbiosis intestinal, que, para que lo entendamos todos, es el desequilibrio de la flora intestinal. Por tanto, sin tenerla en cuenta poco vamos a avanzar.

Todos hemos oído un montón de veces que el intestino es muy largo y con una capacidad de absorción gigante, de unos 300 m², pero pocas veces nos dicen que es muy fino, tanto como el papel de fumar o más que la piel del párpado superior, porque está hecho de una sola capa de células. Date cuenta de que por ahí tienen que pasar moléculas algo más pequeñas que la miga más pequeña del pan que te dejas en el plato, o como decíamos al principio, de esa papilla o batido, y si fuera más gruesa, esta entrada sería eterna. Además, esos nutrientes que componen la papilla tienen que entrar de una manera ordenada y lenta. Y por si esto fuera poco, también es ahí donde se decide lo que pasa o «entra», porque nos hará bien, o lo que no debe pasar, porque nos hará mal. Por eso es muy importante que esa piel tan fina esté en buen estado.

Aquí viven los microorganismos amigos que, como he dicho antes, además de metabolizar sustancias son fundamentales para su estructura; es decir, para que esa única capa de células esté bien unida y fuerte porque si está mal se crean fisuras que pueden llegar a estar tan separadas como las rocas que saltas para cruzar un río.

Si esto llega a pasar, tanto la microbiota como el intestino se debilitan y como está relacionado con el sistema nervioso y endocrino, pues imagínate la que se arma en todo el organismo. A través de esas fisuras entraría todo lo bueno pero todo lo malo también, porque el intestino pierde su capacidad de barrera protectora. Esto recibe el nombre del síndrome de intestino permeable. Y no te creas que para notar que algo no funciona bien ha de pasar mucho tiempo. En cuanto se desestabiliza un poco, tú puedes notar indigestión, migrañas, halitosis, diarrea o estreñimiento, acné, pelo graso, uñas quebradizas, boca pastosa, cambios de humor, irritabilidad y un sinfín de síntomas. Esta afección no solo les ocurre a los adultos, sino también a los niños, y cada vez más. Por notar este tipo de síntomas de vez en cuando no pasa nada, pero cuando es habitual en nuestro día a día deberíamos prestarle atención ya que, según un artículo publicado en la revista *Nature-2011* de la fundación Clínica Ohio, la capacidad de metabolizar de la flora intestinal se relaciona con enfermedades cardiovasculares.

Yo siempre les intento hablar de la flora intestinal a los padres y madres que tengo alrededor porque es fundamental para sus hijos, y muchas veces las alteraciones que se producen en ella vienen desde la infancia. Ya desde pequeños rompemos esa primera barrera de protección intestinal. Por eso, hoy en día, hay muchísimos niños que tienen problemas respiratorios, de piel o intolerancias alimentarias.

Posiblemente, su origen está ahí y hasta que los padres no se responsabilicen de ello, no va a mejorar el bienestar de sus hijos.

Tengamos la edad que tengamos, siempre que comamos mal, siempre que haya una mala alimentación, habrá una alteración de la flora intestinal, y si va a más, también afectará a la permeabilidad intestinal. Y los niños, como te he comentado, están más expuestos a esta alteración: primero, porque no están tan formados como un adulto y, segundo, porque el 75 por ciento de los alimentos envasados no son saludables, prácticamente el cien por cien lleva azúcar. Hace poco leí un dato que me resultó estremecedor: un niño hoy día ha comido más cantidad de azúcar que la consumida por una persona de la generación de mi abuela durante toda su vida. Fuerte, ¿no?

Nuestro segundo cerebro

Cuando tenemos problemas en la flora intestinal, no solo notamos indigestión, también sentimos irritabilidad o cambios de humor, porque no olvides que tanto la flora como la mucosa están en contacto permanente con el sistema nervioso —más concretamente con una zona llamada sistema límbico—, con el cerebro y con el resto del cuerpo. Están en comunicación constante, intercambiando mensajes entre microorganismos y con nuestras células. Estos mensajes se envían, entre otros mensajeros, través de las hormonas, y estas controlan no solo nuestro apetito, sino el tipo de alimentos que vamos a comer; y cuando esto está descontrolado, te aseguro que no nos da por comer verduras. Esta es la magnitud de la relación simbiótica tan grande que tenemos con los microorganismos. Ellos nos dan protección, y nosotros, alimento. De hecho, cuando están bien alimentados, se sienten tan contentos que nos ayudan a aumentar la serotonina, la hormona de la felicidad, que se sintetiza en un 90 por ciento en el intestino. Por eso cuando tomamos triptófano aislado, un aminoácido que nos ayuda a sintetizarla, y no notamos sus efectos, la clave, la mayoría de las veces, la tiene la flora.

No te olvides de que hay más neuronas en el intestino que en la médula, quizá por eso se dice que el intestino es el segundo cerebro. En ocasiones, lo peor no es que pasen moléculas de comida mal digerida, sino que nuestros microorganismos se desequilibren y dejen de ser buenos vecinos para convertirse en enemigos. Eso sí que puede ser una hecatombe.

Todos esos microorganismos que viven con nosotros son como el doctor Jekyll y míster Hyde. Pueden ser muy buenos o todo lo contrario, unos maleducados e irresponsables, que campan a sus anchas y sin tenernos en cuenta para nada. Además, no olvides que con la comida también entran bichos, igual que cuando nos damos besos o nos metemos algo en la boca, como un trozo de pan. Vamos, que hay bichos por todas partes, pero ese no es el problema. No tenemos que ser obsesos de la limpieza. De hecho, hay estudios que dicen que si desinfectamos demasiado nuestro entorno, estamos más desprotegidos porque nuestras bacterias se atrofian y se olvidan de cómo tienen que hacer el trabajo, pero lo que sí está claro es que si nuestra flora está desequilibrada, ya puedes ponerte en tu sitio y plantarle cara porque si no se apoderan de ti, y eso no es nada bueno.

Qué es la cándida

Tener la flora desequilibrada es muy común hoy en día, no te olvides que está involucrada, además de en nuestro estado de ánimo, en el sistema inmunológico. Por eso, si tomamos antibióticos, corticoides o medicamentos de forma habitual, como los anticonceptivos, antiinflamatorios o analgésicos, tenemos más posibilidades de que se produzca ese desequilibrio.

El estrés crónico es de las cosas que más debilita nuestra flora intestinal, y como a su vez afecta al sistema endocrino, influye mucho en lo que comemos.

De hecho, cuando estamos estresados solemos comer más grasas y azúcar. La bollería industrial, los refrescos, la comida preparada y envasada, los *snacks* y las chuches no vienen nada bien porque son los grandes desequilibradores tanto de la flora intestinal como de la mucosa. Estos y otros muchos factores provocan desequilibrios en nuestra flora. Y aunque nuestro sistema inmunológico está preparado para que los microorganismos no crezcan demasiado y se porten bien, si se debilita un poco, y como los microorganismos (sumado a los virus y demás seres que nos habitan) son muy oportunistas, ¡zas!, ocupan más espacio del que les corresponde y crecen más de lo necesario.

Uno de esos microorganismos que suele crecer más de la cuenta es una levadura que se llama *Candida albicans,* que cuando se desequilibra puede causar verdaderos estragos.

Últimamente es tan popular que ya tiene un anuncio de televisión y todo. Pero, aunque solo salga una chica en él, la cándida también la sufren los chicos, y no le importa la edad, la pueden tener desde los bebés hasta los mayores. Es frecuente durante el embarazo, en la infancia y en la vejez. De hecho, la cándida ocupa el cuarto lugar de orden de frecuencia en ingreso hospitalario en Estados Unidos por infección del torrente sanguíneo.

Hay muchos tipos de cándida aunque la más famosa es de la que estamos hablando en este apartado, porque según los científicos es la que más abunda en nuestro cuerpo. Es una de nuestras levaduras amigas. Nos ayuda a digerir los azúcares e interviene en el buen funcionamiento de nuestros procesos biológicos. Pero se puede desequilibrar con facilidad y tiende a reproducirse más de la cuenta provocando además, un desequilibrio de toda la flora. Este tipo de hongo se encuentra en las mucosas oral, digestiva y genital. Por eso, si se ha reproducido más de la cuenta, la podemos tener en la vagina, es lo que se llama candidiasis vaginal, y provoca picor e inflamación y cambios de color y textura en el flujo, pero también puede aparecer en la boca. Si así fuera, tendríamos en la lengua y en la parte interior de la boca como un *muguet,* algo parecido a una especie de líquido espeso o manchas blancas.

También se encuentra en los pliegues de la piel, debajo del pecho, o en las axilas y puede provocar ulceraciones.

Otro sitio donde puede estar es en el esófago, lo que muchas veces nos hace confundirla con una esofagitis.

Puede afectar a las uñas, al glande e incluso puede pasar a la sangre o a otros órganos del cuerpo. Más o menos ocupa el 25 por ciento de las micosis cutáneas. La mayoría de las veces los síntomas son tan evidentes que se va al médico y te da un antibiótico y antifúngico que siempre va muy bien, pero solo mientras lo usas.

Mi experiencia es que la mayoría de las veces la persona que ha tenido cándidas y hongos en general, si no se cuida de una manera integral y prolongada en el tiempo, volverá a tenerla descompensada, porque como forma parte de nosotros tampoco las podemos «aniquilar». Hay que cuidarse porque puede derivar en una candidiasis crónica.

Lo mejor que te puede pasar es que tengas esos síntomas, porque eso hace que la detectes antes. A otras personas les cuesta un poco más, porque externamente no hay signos evidentes, notan que les cambia el carácter o el gusto por la comida, ya que de pronto solo les apetece comer bollería industrial, dulce y grasosa. Una persona que sufre de cándida lo pasa muy mal porque es incapaz de mantener hábitos saludables y es normal porque la cándida te roba la fuerza de voluntad e impide que salgas de lo que se convierte en un círculo vicioso: quieres dejar ese tipo de comida pero no puedes.

Otros efectos de la cándida son dolor de cabeza, cistitis, lentitud y letargo, cansancio crónico o dolor inespecífico.

Juan era un hombre de 62 años que vino a verme porque se lo recomendó una amiga. El motivo de su consulta era que tenía unas migrañas «horrorosas» desde hacía treinta años y ya no sabía dónde ir para combatirlas. Como siempre hago con la gente que viene a verme, estuve hablando con él más de una hora. Me comentó que iba siempre a sus revisiones médicas y se tomaba los medicamentos porque si no, no podía tener una vida normal. En un momento dado de la entrevista le pedí que abriera la boca. Después, le examiné el iris con mi superlupa y se veía claramente que tenía todo el tubo digestivo intoxicado e inflamado. Ni la valoración por la lengua ni por el iris, conocido como iridiología, se tiene que tomar al pie de la letra, pero sí son dos maneras muy eficaces de saber por dónde pueden andar los tiros. Le dije a Juan que pensaba que tenía cándidas. Casi me tira por el balcón de mi centro literalmente. Se enfadó mucho, primero porque nunca había oído esa palabra y segundo porque llevaba treinta años de médicos y nunca le habían dicho tal cosa. Me respondió que él no quería saber lo que tenía, que ya lo sabía desde hacía tiempo y eran migrañas.

Le dije que entendía su enfado y que si quería se podía ir, pero que ya que había venido que me diera una oportunidad porque lo importante era saber de dónde venían esas migrañas. Pues estaba claro que algo, dentro de su organismo, se las estaba produciendo, ya que llevaba treinta años de tratamientos sin obtener los efectos deseados. Le puse una dieta para luchar contra su cándida y le dije que si la cumplía, volviera a verme. Se fue con cara de «bueno, lo he intentado todo y no tengo nada que perder», aunque tampoco estaba muy convencido.

Pensé que no iba a verlo más, pero una semana más tarde me llevé una grata sorpresa: Juan volvió a mi centro. Me dijo que no había seguido la dieta de forma rigurosa, pero que no había comido los alimentos prohibidos y que era la primera vez en muchos años que había tenido la migraña con algo menos de intensidad y que, en general, se había encontrado mejor.

Me alegré muchísimo y le pregunté si quería seguir, y esta vez me dijo que sí. Nos pusimos manos a la obra y estuvimos así cuatro semanas, con cuatro sesiones de kinesiología, una dieta y algunos suplementos. Juan dejó de ser un señor «a una migraña pegado», como diría Quevedo. Estaba tan contento que estuvo viniendo a la consulta durante seis meses, porque una vez superadas las migrañas, decidió reconducir todo su organismo, y siempre me traía un regalito. «Me has cambiado la vida», me decía. Yo no le cambié la vida, fue su flora la que se la cambió y «la pared» del intestino se hizo más fuerte.

La dieta de la cándida

Supongo que estás pensando que cuál es la dieta. Soy muy insistente, lo sé, pero cada persona es distinta, aun así hay una serie de pautas concretas.

Cuando se tiene cándidas, es más importante lo que no se puede comer que lo que se puede. Aunque cada persona es distinta, en general, no se debe comer mientras no se equilibre:

— Azúcares obvios, como bollería, galletas, chocolates, refrescos, sirope o cualquier tipo de fruta;

— y los que no son tan obvios, como el sirope de ágave, el kétchup, la mayonesa y la sacarina.

— Tampoco las harinas ni cereales refinados, ya que una de las obligaciones de la cándida es terminar de digerir los hidratos.

Así que por mucho antifúngico que tomes, si sigues comiendo azúcar, la educas por un lado, pero la estropeas por otro. Por eso muchas personas que tienen cándida sufren «hipoglucemias» que son provocadas por ella misma, porque ya quiere comer otra vez.

Tampoco se pueden comer:

— Lácteos de ningún tipo, hongos (setas, champiñones, etcétera), levaduras (pan con levaduras, pizzas, panes, rebozados, cubitos para preparar los caldos, cerveza...), malta (como la que se utiliza para hacer sustitutos del café a base de cereales), fermentados (miso, salsa de soja, *pickels*, yogur...), encurtidos (aceitunas, vinagre, vino...), cacahuetes (porque suelen acumular una toxina llamada aflotoxina que le chifla a la cándida), ni calabaza, patata, zanahoria y boniato cocidos, porque son muy dulces.

— Agua del grifo tampoco es aconsejable porque tiene flúor, que debilita el sistema inmunitario, y cloro, que también altera la flora intestinal. Siempre recomiendo agua mineral y cambiar de marca.

— Las especias picantes, el té y el café también están prohibidos.

— Hay algunos profesionales que permiten la fruta, pero yo pienso que es mejor retirarla totalmente, sobre todo en la primera fase, e ir integrándola de forma gradual y según qué clase de fruta.

— También suelo retirar los antiácidos de una forma controlada y gradual, porque si no digieres bien la comida, cosa que los antiácidos impiden, tampoco avanzas. No olvides que el ácido clorhídrico del estómago, además de preparar el terreno para digerir las proteínas, es un desinfectante que limita la colonización de bacterias, al igual que la bilis. Por tanto, para reparar la pared, lo más importante es la dieta.

— Los antifúngicos tampoco los suelo recomendar al principio porque a determinadas personas les sienta mal, pero sí probióticos específicos, aminoácidos aislados como la l-glutamina, que ayuda a reparar y a sellar de nuevo la pared, entre otras cosas, y, dependiendo de la evolución, suelo recomendar molibdeno, un oligoelemento que sirve para retirar todos los tóxicos que produce la propia cándida, como el formaldehído y la arabinosa, que son los causantes de que nos duela tanto la cabeza ya que pueden llegar a generar más de cincuenta sustancias tóxicas.

La dieta de la cándida al principio es muy dura y además hay personas que se encuentran muy mal los primeros días, pero es lo que se llama la «crisis curativa». Vale la pena aguantar el primer tirón porque es muy efectiva.

¿Qué es lo que tenemos que comer? Se debe hacer una dieta donde predominen las verduras de hoja verde, los pescados, los huevos, las carnes de pasto y los cereales como el mijo, el sorgo, el trigo sarraceno o el arroz basmati. También nos podemos alimentar con legumbres como los azukis. Son muy buenas las algas como la chlorella o clorela, la cúrcuma y las semillas de cáñamo y lino principalmente. También es recomendable el aceite de coco, por su contenido en ácido caprílico y ácido láurico, la leche de coco, los frutos secos, el ajo y el aguacate. Plantas como el pao de arco por ser digestivo y antimicrobiano, el romero o manzanilla, jengibre, milenrama u orégano.

Después se irían metiendo la quinoa, el amaranto, las semillas de girasol y el sésamo, los frutos secos, como la almendra y la nuez de brasil; el limón; especias, como el jengibre, y ya en la última fase se incluirían los probióticos de amplio espectro y la melena de león, un hongo que ayuda a regenerar la mucosa intestinal.

Con la dieta que hizo Juan no solo desaparecieron las migrañas, sino que adelgazó quince kilos y mejoraron sus digestiones y la calidad del sueño.

Hay muchos casos en mi centro como el de Juan. Personas que no pueden adelgazar a pesar de que lo han intentado todo, gente con insomnio, hongos en las uñas, dolores musculares, cambios de humor, sofocos que aparecen porque favorece la síntesis de adrenalina, incluso algunas con falta de memoria porque la cándida interfiere en los receptores de neurotransmisores. También puede provocar inflamación porque produce histamina; depresión porque reacciona con la dopamina, que es un neurotransmisor indispensable para tener «ganas de vivir». Un sinfín de problemas que por mucho que hagas, si no equilibras la causa, la microbiota, siempre volverán ti.

Es fundamental que recuerdes que aunque hayas equilibrado tu flora, si has tenido «mucha» cándida, esta pueda volver de nuevo, porque es capaz de sembrar raíces; es decir, atraviesa la mucosa y se queda ahí, agazapada hasta que llega su momento.

Los pre y los probióticos

Antes de terminar, me gustaría hacer un apunte sobre los pre y los probióticos porque te he hablado de ellos como parte del tratamiento.

Los probióticos no se deberían tomar de forma continuada como hace mucha gente, porque al final tenemos exceso de unos y déficit de otros. Recuerda que en esto lo importante es el equilibrio.

Los probióticos son las cepas, los propios microorganismos de tu flora intestinal:

Los lactobacilos son una gran familia que nos suben las defensas, ayudan a controlar la flora de la descomposición de sustancias, tienen influencia sobre el sistema inmune y acidifican el medio, representan un «universo en sí mismo» con una amplia variedad de especies.

Los más famosos son los lactobacilus y bifidubacterias, pero hay más como los bacteroides.

Las *bifidobacterias* también reaccionan contra la flora de descomposición, aportan nutrientes a la mucosa del colon, como los ácidos grasos de cadena corta, y nos ayudan a resistir a las «malas» colonizaciones. B. bifidum, B. infantis, B. longum entre otras.

Los lactobacilus rhamnosus GG son muy importantes para prevenir el síndrome del intestino irritable.

Hay diversos tipos de probióticos y cada vez aparecen más estudios acerca de sus propiedades. Por ejemplo, están los que dicen que los *L. grasseri* ayudan a perder peso. De hecho, ya los venden aislados. También son muy importantes los *L. casei, acidophilus, f. plantarum,* etcétera.

Como ves, cada uno está especializado en un trabajo, por eso no deberíamos tomar siempre el mismo producto ni durante un tiempo prolongado ni siempre de la misma marca.

Lo que sí hay que tomar de forma continua son los prebióticos porque son su alimento. Si no se lo das, al final comerán de tu plato y acabarás teniendo carencias nutricionales «inexplicables». La dieta ideal de los probióticos son ciertas fibras y azúcares que no podemos digerir, pero que estimulan su crecimiento y benefician nuestro estado de salud, aportan incremento de presión del intestino, aumentan el volumen de las heces para que así no estén demasiado tiempo en el cuerpo, favorecen un correcto ph, reducen la colonización de bactrias patógenas, etcétera; como la inulina que se encuentra en la alcachofa, el ajo, la cebolla, el espárrago o el puerro, son los FOS (frutooligosacáridos).

El *psyllium* es un tipo de fibra soluble que además de limpiar el intestino, porque incrementa los movimientos peristálticos evitando que se instalen baterías patógenas, lo alimenta.

Las pectinas (como las de la manzana, las uvas, los plátanos o las ciruelas).

En definitiva, lo que aportamos nosotros con la comida a partir de los alimentos crudos, como chucrut, aceitunas, pickles, pepinillos, cereales integrales, legumbres bien cocinadas, verduras de hoja verde, sal sin refinar, semillas, frutos secos, etcétera.

«ME CUIDO, PERO NO ME FUNCIONA»

Si sigues ahí es porque por mucho que te haya dicho, y aunque te haya metido un poco de miedo en el cuerpo, te estás concienciando de que lo que más importa es tu salud y tu bienestar. Es muy fácil que te cuente todo lo malo, los peligros que hay, cómo funcionas por dentro, qué es la flora intestinal, pero ahora tú me dirás: «¿De qué depende mi salud?».

Nunca hubo tanta información como hasta ahora sobre esto, pero seguimos con muchísimas dudas. Qué comer, cómo y a qué hora.

Es increíble que habiendo tal cantidad de alimentos, de planes, de dietas, de productos para todo, nos encontremos cada vez peor.

La mayor parte de la gente que viene a verme o que me escribe al blog dice que se cuida o, por lo menos, que emplea mucho tiempo y dinero en estar más sana y que no lo consigue. Muchos hacen las cinco comidas al día pero están malnutridos y sobrealimentados a la vez. Tienen falta de ciertos nutrientes aunque tengan sobrepeso.

¿Cómo puede ser eso? Cada vez, y sobre todo en niños, hay más intolerancias a los alimentos, alergias, enfermedades respiratorias o de la piel. Hay más enfermedades autoinmunes. Los hospitales están abarrotados, la gente se automedica más, toma pastillas para dormir, protectores estomacales para que la comida no le siente mal y esto empieza a convertirse en «normal». Está claro que hay algo en todo esto que no funciona porque si no, nos encontraríamos todos bien y no es así.

Mi opinión es que esta situación es producto de un error grave: que tratamos al cuerpo por partes cuando en realidad es un todo.

Muchos de nosotros damos importancia al físico y nos comportamos como si lo que hubiese debajo de nuestra piel no fuera con nosotros. Es más, muchas veces nos enteramos de problemas que tenemos en el interior de nuestro cuerpo porque ha habido algo en nuestro físico que ha cambiado, y eso nos ha preocupado más que no encontrarnos bien.

Pretendemos hacer lo que nos da la gana sin que tenga consecuencias, y luego, cuando aparecen, «la culpa no ha sido mía». Hay cosas que nos perjudican que son evidentes, como las drogas como pueden ser el tabaco o el alcohol, pero nadie reconoce que comete errores respecto a su alimentación.

Nos tomamos la salud como un derecho que tenemos sin que sintamos la obligación de tener que poner algo de nuestra parte. Siempre se nos olvida que gracias a nuestro cuerpo, podemos seguir siendo lo que somos, pero que depende de nosotros, única y exclusivamente.

Y que si lo dejamos de lado, nos encontraremos mal y si se prolonga en el tiempo puede aparecer la enfermedad. Y aunque te cueste creerlo, todo lo que nos ocurra, aunque sea malo, será lo mejor que nos puede pasar en ese momento porque hemos nacido para vivir y disfrutar, así que nuestro cuerpo siempre lo va a hacer lo mejor que pueda con lo que tiene y con lo que le damos. Porque si algo tiene nuestro organismo es instinto de supervivencia, que afortunadamente para nosotros siempre se ha mantenido intacto.

EL CUERPO EN SU TOTALIDAD

Hemos de tener siempre presente que el cuerpo funciona como un todo. Cuando interiorizamos esto, cuidarnos y entender qué nos pasa resulta más fácil. El problema son las excusas. Como te he dicho antes, nos queremos creer la publicidad, cosa que podría llegar a entender porque hay anuncios que son una maravilla, pero los anuncios no piensan en nuestras neuronas, o en si tenemos o no anemia, o insomnio o reflujo gastroesofágico. Lo primero que tienes que hacer es centrarte en ti mismo, no en lo que hay en el plato o en el anuncio o en la carta del restaurante, y quererte de verdad.

Responsabilizarte de ti mismo y de las decisiones que tomas respecto a tu cuerpo, pero siempre disfrutando de ello. Nunca hay que cuidarse para bajar de peso o porque tienes el pelo graso o celulitis. Cuídate por ti mismo. Cuídate entero y porque te quieres encontrar bien, que ese tiene que ser tu estado natural.

No MIRES PARA OTRO LADO, TÚ ERES EL RESPONSABLE DE TU SALUD

Cuando digo que tú eres el responsable de tu salud no quiero decir que eres el único culpable, porque la verdad, cada día lo tenemos más difícil. La publicidad está en todas partes y muchas veces nos dejamos llevar por ella o por otras cosas, como nuestra vida social.

A mí me encanta tener vida social y quedar con mis amigos. De hecho, soy una persona a la que le encanta celebrarlo todo y lo hago como casi todo el mundo, comiendo. Pero no es más importante lo que hay en el plato que el momento que se está viviendo. Parece que en las celebraciones tenemos que comer por decreto. Por no hablar de cómo te tienes que justificar cuando no quieres comer lo que come la mayoría y te decantas por algo más verde o menos elaborado, te tachan de aburrido o algo peor. Pues no debería ser así. Antiguamente comer mucho en las celebraciones no era un problema porque no había tanta comida al alcance, se comía lo que había.

Por eso, en las celebraciones se ponía de todo y cuanto más mejor. Además, como celebrar no era algo habitual, no pasaba nada por hacerlas por todo lo alto y comer como si no hubiese un mañana. Pronto se volvía a la rutina equilibrada de la semana, y problema resuelto.

Así era antes, pero hoy en día, no. Lo normal es que después de haber estado el fin de semana en la boda de tu mejor amiga, el lunes por la mañana desayunes un cruasán o un montadito o unas galletitas. Y si no tienes boda, tomes el aperitivo todos los fines de semana con patatas de bolsa, la croquetita y la cervecita o el refresco con este pan tan mullidito que está tan bueno. O quizá eres de las que siempre tienes que tomar algo de postre porque es que «no me lo puedo saltar», o de las que te quedas hasta las tantas durante la semana viendo tu serie favorita y siempre cae algo de la nevera, o de los que va al gimnasio por la noche y cenas tarde, o quizá eres de los que no come mucho, pero picoteas todo el rato: que si una chuche, un caramelo, un chicle, una galleta, un refresco, unas almendras o lo que se te ponga por delante.

Y claro, así no hay plan que funcione. Te lo vuelvo a repetir aquí: nuestras necesidades reales son muy pocas, pero no queremos atenderlas. Sabemos lo que necesita nuestro coche, pero no lo que necesita nuestro cuerpo. Podemos planificar hoy lo que nos vamos a poner mañana para vestirnos, y si hace falta le dedicamos una hora antes de dormir. Podemos pasarnos dos horas en la peluquería y una en la manicura, pero para comer «nunca tenemos tiempo» y, por si fuera poco, incluso podemos comer en una acera al lado de los coches y nos da igual. Total que así no hay cuerpo que se recupere.

Somos unos incrédulos

Otro error muy común es que parece que no queremos creer las cosas que nos dicen sobre la salud. Nos creemos todo lo demás, pero los consejos para cuidarnos, no.

El otro día estaba en casa de una amiga que se estaba calentando una pizza que compró en el súper; yo leí, como siempre, la etiqueta y le comenté que si fuera consciente de lo que llevaba y cómo era el proceso de elaboración, estaba segura de que no se la comería. Ella nunca había leído una etiqueta, así que hicimos el ejercicio y alucinó. Dicho y hecho, leímos la etiqueta y no se la comió.

Otra cosa que tampoco hacemos es involucrarnos en la procedencia de los alimentos y, aunque te cueste creerlo, es fundamental. Básico para saber de qué estás hecho, básico para saber qué comes. Un simple filete de pollo con ensalada seguramente tenga en su interior maíz transgénico, soja transgénica, medicamentos, hormonas y fungicidas. Muchas de las carnes que comes a diario, como el jamón york o el pavo, las hamburguesas o un solomillo llevan hormonas de engorde, que no solo hacen que los pollos y los cerdos almacenen grasa, sino que tú también porque te lo comes. Además, intervienen y forman parte de tus hormonas. Si esa sección del cuerpo la tienes bien, vale, pero como sea débil, empezarás a tener problemas que no serás capaz de regular, como el síndrome de los ovarios poliquísticos, el estrogenismo en las mujeres; o si eres chico, tendrás papada o más pechos de lo normal. Y si bebes leche y tomas lácteos a diario, ni te cuento. Dependiendo de su procedencia serás más propenso o no a los problemas inflamatorios y hormonales. Este es uno de los motivos por el que los niños cada día tienen más problemas de obesidad.

Por no hablar del gluten, que en sí el pobre tampoco es tan malo, pero está hasta en la sopa porque lo utilizan de forma aislada en todo tipo de productos que consumimos a diario.

La salud no es un estado

La salud es un proceso continuo. Creo que si fuéramos más conscientes de este hecho, cuidarnos nos resultaría mucho más fácil. Pero es que siempre cometemos el error de ir «a saltos». Ahora me pongo a dieta porque viene el verano, después me la salto y como lo que quiero porque viene el invierno, y en este momento, como estamos en Navidad, me la salto todavía más porque es normal coger unos kilitos en estas fechas. Llega enero y nos apuntamos al gimnasio para ir un mes porque ya en nada estamos en Semana Santa y se te echa el tiempo encima porque, de repente, el verano está aquí. Y mientras todo esto sucede, que si ahora hago dieta y ahora no, tú intentas por todos los medios quitarte ese michelín que te sobra. Entonces vas al centro estético a que te pasen una máquina, luego al fisioterapeuta porque cada día tienes más contracturas y, como cada vez tienes más, acabas en el quiropráctico porque tu postura no es correcta.

Como ya te has abandonado y ni vas al gimnasio ni comes bien, empiezan a dolerte las lumbares y las cervicales por calcificaciones o protrusiones y, al final, te tienes que operar. Y todo por no cuidarte de una manera continua y *centrada*.

Deja de pensar en el peso

Tenemos que preocuparnos siempre por nuestra salud, y el peso, aunque sea mucho, lo tenemos que ver como algo transitorio porque si no es así, lo que marque la báscula será el centro de tu vida. Y el centro de tu vida tienes que ser tú. Estemos en la situación que estemos, siempre podemos cuidarnos y así ayudar a nuestro cuerpo a encontrarse mejor. Si hablamos de comida, nos tenemos que centrar «en la siguiente comida», no en la dieta que voy a hacer hasta pesar x kilos.

Para cuidarte, como ya hemos visto, lo más importante no es lo que hagas en momentos puntuales, lo que importa es lo que hagas la mayor parte del tiempo. Por eso, cuando decidas empezar a cuidarte, lo mejor es que te centres en el presente. En la comida que vas a preparar en ese momento. No pienses que estás a dieta y que tienes tres meses para conseguir entrar en el vestido que te compraste el año pasado. Cuídate y estate pendiente de ti a cada rato, sobre todo en los momentos en que tengas que decidir ciertas rutinas. Esto te ayudará a afrontar la siguiente comida mejor; y la siguiente, todavía mejor, y la siguiente, mucho mejor. Al final entrarás en la rueda de la vida sana. No sabemos los años que vamos a vivir, pero de ti depende que la vela no produzca una llama muy débil o muy fuerte, que haga que esta se consuma fácilmente. La teoría de la vela está muy manida, lo sé, pero es una verdad como un templo. Permíteme que te la explique mejor.

La metáfora de la vela

Imagínate que somos una vela, con su cera, su llama y su aura o candela. La cera de la vela es tu herencia, con lo que vienes a este mundo, tu genética. Puedes ser una vela grande y fuerte o una vela pequeña y fina, pero estable. Sea como sea la vela, poco la puedes cambiar, como decía mi suegro, el doctor Canut, «es el asiento que te ha tocado». Lo que sí puedes hacer es que aunque sea fina o pequeña de nacimiento, cada vez sea más estable y firme, y si tiene alguna fisura, hacer que no vaya a más.

Con tus hábitos de vida puedes potenciar y fortalecer las partes débiles de la cera de la vela que te ha tocado. Esto a nivel científico lo estudia la nutrigenética, o cómo es el efecto de la variación genética entre la interacción que hay entre la dieta y la enfermedad. Lo mismo pasa con el aura de la llama, eso sería tu vitalidad o energía. Dependiendo de cómo esté la base de la vela, así será nuestra energía y vitalidad. Esta depende ti, porque si tienes buenos hábitos, la mayoría de las veces tendrás más vitalidad y, al contrario, si tus hábitos son malos, tu vitalidad se verá afectada y cada vez necesitarás más estimulantes para mantenerte en pie. Y luego está la llama, que también depende de ti al cien por cien. Si tienes una llama demasiado grande, arderás pronto. Si tienes una llama más pequeña y estable, tu cera no se consumirá tan rápido y tú vivirás más y mejor.

Esto lo contempla la epigenética, que es la ciencia que estudia cómo los componentes de la dieta tienen efectos directos sobre nuestro ADN celular. Es decir, estudia los cambios que se producen en el ADN dependiendo de lo que se coma.

La nutrigenómica estudia la influencia de los nutrientes en la expresión de los genes. Y para terminar, está el epigenoma, que es quien estudia la parte de cómo nuestros genes son influenciados por el medioambiente.

En resumen, la ciencia cada día tiene más claro que tus hábitos diarios y constantes influyen directamente en tu salud.

Dirás que soy muy rara, pero a mí todo esto me encanta y me hace feliz, sobre todo porque ya le han puesto nombre, y eso anima más. Siempre he creído que la alimentación era una parte imprescindible de la salud porque lo aprendí de mis antepasados y también de la naturopatía, la medicina china, la tibenata y la coreana, que conocían la influencia que tienen la alimentación, los hábitos de vida y la relación con el entorno en la salud. Sabían que había que vivir de acuerdo con la naturaleza, y que debías integrarte con ella para mantener tu salud.

En nuestra vida diaria los genes nos quedan muy lejos, pero lo que debemos tener claro es que a lo que realmente estamos expuestos es a los alimentos. Por tanto, aunque hay más factores, como la contaminación o los tóxicos químicos, la alimentación es uno de los factores ambientales más importantes para la modulación de nuestros genes.

Diviértete cuidándote

El cuerpo es una máquina perfecta, maravillosa. Cuidarlo es lo más precioso que podrás hacer en tu vida. Estamos en este mundo para vivir y no para destruirnos poco a poco. Pero, eso sí, ese cuidado tiene que ser distendido, diría que divertido. No me gustan los fanatismos, sigo pensando que tenemos varias oportunidades al día para cuidarnos y cuantas más veces lo hagamos, mejor. Si no lo haces bien a la primera, no pasa nada. Cada uno necesitamos nuestro ritmo, lo más importante es que no nos perdamos, que sigamos cuidándonos sin prisa pero sin pausa, porque los beneficiados somos nosotros. El único beneficiado eres tú.

Yo empecé a cuidarme de verdad cuando comprendí qué soy. No me importa tanto para qué estoy aquí o de dónde vengo. Me importa qué soy. No creas que me costó poco. No, me costó lo mío. Han sido años, y alguno hasta de sufrimiento, pero hoy en día puedo decir que «ya llegué». Ahora me quiero más que nunca, soy más feliz que nunca, quiero hacer más cosas que nunca y tengo más salud que nunca.

¿CÓMO EMPEZAMOS A CUIDARNOS?

Pongámonos manos a la obra. ¿Por dónde empezamos? Pues lo vamos a hacer por lo más simple, pero que a la larga es lo más complicado: quererse a uno mismo. Y esto ¿qué significa realmente? Que nos vamos a responsabilizar de nosotros mismos, de las cosas que hagamos, decisiones que tomemos, y vamos a dejar de echar la culpa a los demás, a las circunstancias, o a lo que pillemos por ahí que nos sirva de parapeto para no hacer lo que sabemos que tenemos que hacer por nosotros, pero que no llegamos a realizar.

Frases como «escúchate a ti mismo», «el poder está dentro de ti», «querer es poder» y tantas otras son muy fáciles de decir, de escuchar y de entender, pero otra cosa es llevarlas a la práctica. ¿Por qué no es tan fácil? Porque siempre anteponemos el sabor de la comida, o comemos atendiendo más a nuestro estado emocional. Un sabor nos puede recordar nuestra infancia o si estamos tristes se nos abre más el apetito o todo lo contrario. También celebramos esto o lo otro con una «comilona». Al final pocas veces nos alimentamos para mejorar nuestra salud. Estamos perdiendo la capacidad de ser conscientes de lo que realmente necesitamos y de cómo somos. Por eso hay que proponérselo, pero esa propuesta es a uno mismo. Este tipo de promesas son las más difíciles de llevar a cabo, porque es un reconocimiento hacia nosotros mismos y en la grada no hay vítores ni aplausos, no hay nadie. Solo estamos nosotros. Por eso, para empezar a cuidarnos de verdad tenemos que reconciliarnos con nosotros mismos. Tenemos que pasar a ser el centro del universo, pero de verdad. Sin importar lo que opine el resto, ni para bien ni para mal. Muchas veces nos dejamos llevar y hacemos las cosas porque nos preocupa más lo que piensan los demás.

Hay que empezar por cambiar de la lista algunas cosas, aunque estén bien hechas, y comenzar a hacer otras. Hacer algo nuevo y diferente te ayudará a no perder de vista lo que quieres conseguir: estar pendiente de ti mismo. Es muy sencillo, si quieres un cambio, cambia. Deja de lado las excusas, los «es que necesito tomarme esto después de estar todo el día trabajando» o «es que yo soy así». Así lo único que haces es boicotearte a ti mismo. Tú eres como te comportas ahora, en este instante. Así que deja de ponerte excusas, porque al único que perjudican es a ti.

Es verdad que a veces es un camino duro, lo sé por experiencia, pero la recompensa merece la pena, porque la recompensa eres tú. Tú eres el que tienes que estar decidido a encontrar tu problema y también estar decidido a solucionarlo. Este mensaje que ahora parece que está tan de moda ya lo decía hace unos cuantos siglos un señor que se llamaba Hipócrates, al que por cierto admiro muchísimo. Él, en el siglo II a.C., decía: «A quien desee la salud hay que preguntarle primero si está dispuesto a suprimir las causas de la enfermedad. Solo entonces será posible ayudarle».

CAMBIEMOS DE OBJETIVOS

Te voy a dar un truco que te va a venir muy bien, por lo menos es lo que me ha funcionado a mí para cambiar de rumbo y me sigue funcionando a día de hoy. Nunca te cuides para conseguir un objetivo. Es decir, no te cuides para bajar de peso, para no tener cartucheras, para estar más fuerte, para que no te salgan granitos, para tener el pelo más brillante o cualquier otra cosa. Cuídate por ti mismo.

Es un consejo que te doy por experiencia tanto personal como profesional. Si tu objetivo se basa en el número que marque la báscula, bajar o subir una talla de pantalón, vas a perder. Siempre vas a perder. De verdad, el cuidado no pasa por ahí.

Adelgazar, engordar, tener mejor piel, mejor pelo es una consecuencia de estar bien por dentro. El establecer el cuidado en función del exterior es un error que llevamos cometiendo desde hace un montón de años y nunca ha funcionado. Sobre todo en lo que a dietas de adelgazamiento se refiere.

Todo el mundo cree que por estar a dieta, o por gastarse un buen dinero en productos que ayudan a ello, va a adelgazar. De hecho, hay un dato que lo dice todo. Cada vez aparecen más dietas y más productos para adelgazar. Y si aparecen cosas nuevas, es porque las anteriores no han funcionado. Porque seguro que has oído alguna vez esta frase: «Mira, yo lo he probado todo, pero no consigo adelgazar».

Te cuento una anécdota que me llamó muchísimo la atención. Una vez hice una campaña de publicidad para un laboratorio que sacaba un producto natural para enriquecer los batidos. Este laboratorio tenía muchos productos para ayudar a adelgazar y estaban en pleno proceso de lanzamiento de uno nuevo. Y a ese lanzamiento iban a destinar gran parte de su presupuesto en publicidad. Me hizo gracia porque el nombre del producto era muy parecido al anterior, total que le pregunté el motivo a la persona que me contrató, que era del departamento de marketing. Esa persona me reconoció que con los productos que sacaban para adelgazar, tanto ellos como otros laboratorios, hacían campañas muy potentes de lanzamiento porque se vendían mucho cuando salían al mercado, pero tenían muy poca vida porque a los pocos meses aparecían otros nuevos y la gente los abandonaba y adquiría los otros. Por eso cada cierto tiempo tenían que sacar novedades.

Entonces, yo me pregunto: si son productos tan buenos, ¿por qué la gente cambia constantemente? Si cada vez salen más productos para hacer dieta, suplementos y sustitutos de comida, ¿por qué no funcionan? Pero es que ya no es solo que no funcionen, es que cada vez hay más sobrepeso, obesidad y enfermedades metabólicas, incluso en niños, que es lo que más me preocupa. Sin duda, algo estamos haciendo mal.

Pero, tranquilidad, hay algo bueno que sacar de todo esto: mantenemos la voluntad de querer encontrarnos bien. De hecho, somos capaces de hacer esfuerzos porque nos dejamos dinerales en productos y tratamientos. Somos capaces de levantarnos a la hora que sea para ir al gimnasio o para salir a correr después de trabajar, por eso creo que la clave está en conocernos bien y saber qué es lo que más nos conviene.

TRES PUNTOS BÁSICOS

Es vital hacerlo de forma personalizada y no hacer lo que hemos escuchado que le ha funcionado al vecino. Si lo piensas bien, casi todas las cosas que hacemos es porque alguien de nuestro entorno lo ha hecho y le funciona, y ahí vamos nosotros, sin pensarlo.

Y te pongo otro ejemplo, el otro día, una amiga bastante más joven que yo me pidió consejo sobre qué colágeno podía tomar. Yo le dije que era muy joven para empezar a tomarlo y que no entendía por qué lo quería. Pues la respuesta era muy fácil: otra amiga suya lo estaba tomando y le estaba yendo muy bien. Le hice ver que esta otra amiga tenía diez años más que ella y que era su necesidad, pero no la de ella. ¿Crees que me hizo caso? Efectivamente, no. Es mucho más potente la opinión de alguien de nuestro círculo que la de alguien profesional que pueda saber algo más. Ahora, te digo una cosa, me juego lo que sea a que dentro de un mes me pregunta por otro producto diferente, y el colágeno, que no precisamente es barato, se quedará en el armario de la cocina. Ahora bien, aunque recurras a un profesional o necesites cuidados concretos hay pautas que son básicas para todos.

Si empezamos a cuidarnos ya, lo que vamos a hacer es tener en cuenta tres puntos fundamentales para tener salud y ser felices. Estos puntos son:
1. La alimentación.
2. Los hábitos de vida.
3. Las emociones.

Las tres son importantes.

No nos va servir de mucho cuidar uno de los aspectos, si descuidamos los otros. Vayamos uno por uno.

Capítulo 2

¿Qué tenemos que comer?

COMER NO SOLO POR PLACER

Hay una frase del pensador chino Confucio que yo tengo muy presente: «No comas solo por placer, aunque puedas encontrarlo. Come para ser más fuerte, come para conservar lo que la vida te ha concedido». Este principio que parece tan simple es algo que no hacemos. No, no lo hacemos y te lo he demostrado en el capítulo anterior. La mayoría de nosotros comemos por placer. Si podemos hacernos más fuertes, bien, y si no, no pasa nada.

Preferimos que la comida nos dé solo placer, cuando lo que también nos tiene que proporcionar es salud, vitalidad o fuerza. Dejamos todo en manos del paladar y eso antes no pasaba. Yo recuerdo que cuando era pequeña, las cosas eran muy diferentes. Y no me refiero a los avances tecnológicos, sino a los hábitos. Antes teníamos unos horarios más estrictos en lo que se refiere a nuestro cuidado y un menú mucho más limitado que en la actualidad. A nuestras abuelas nunca se les ocurría preguntar a nadie qué comer o cómo. Comíamos lo que había en el mercado, que eran productos de temporada. De hecho, sabías que había llegado el verano porque se vendían fresas en la frutería, o que empezaba el invierno porque ya había naranjas para hacer el zumo natural.

No es así en la actualidad. Y muchos de nuestros problemas vienen por ahí. Yo recuerdo que cuando era niña, por ejemplo, la Coca-Cola o la Fanta eran bebidas de cumpleaños. Las tomabas cuando te invitaban al cumpleaños de alguien de clase o había una fiesta, pero no las teníamos en casa. En un principio pensé que quizá mi familia era rara, pero se lo pregunté a mi marido y me dijo lo mismo. En su casa no había refrescos en la nevera, bebían agua durante la semana. De hecho, él me contó que cuando había fiestas en su casa les daban solo una Coca-Cola para todos y de las individuales. Eran siete.

TODO ES MUY ANORMAL

Hoy en día, cada vez nos alejamos más de lo normal y tenemos que recurrir a personas que nos digan qué comer. Esto me entristece bastante porque que algo tan básico y tan importante se esté convirtiendo en un problema generalizado es lamentable. Mi abuela ni se lo hubiese planteado. Si yo le hubiese dicho: «Abuela, vengo de ver a un señor que me ha dicho lo que tengo que comer para encontrarme bien», me hubiese contestado, con su acento gallego tan marcado: «¡Ay, miña neniña, non me digas que non sabes qué comer!». Ella me hubiese explicado qué comer rápidamente. Es más, no me lo hubiese dicho, me hubiera puesto un plato en la mesa cargado de nutrientes, sin haber estudiado una coma de nutrición.

En definitiva, la vida «moderna» nos permite hacer cosas impensables en otro tiempo, como:

— poder hablar por videollamada,
— ver cien canales de televisión,
— operar un cerebro sin abrir el cráneo,
— llevar un coche al espacio con un muñeco dentro,
— traducir diferentes idiomas con una app.

Pero, sin embargo, no sabemos si tenemos que comer manzanas o peras después del postre, si tenemos que triturar o no las semillas de lino, si podemos cenar hidratos, o si esto nutre o no.

El alimento es la base de todo

Nos hemos complicado con la comida. Siendo algo tan natural que nuestras madres, abuelas, padres hacían sin pensar en nada más allá que en alimentarse, nosotros lo hemos complicado. El problema es que dejamos de hablar de comida y hablamos de nutrición. A pesar de haberla estudiado y que sea lo que más me apasiona, creo que ese término está haciendo mucho daño, porque nos aleja del alimento, que es realmente la base de todo. Hoy en día se emplea el concepto de nutrición a la ligera y, claro, así nos va.

Como dije unas páginas antes, hay todo tipo de libros, blogs, secciones en revistas, Instagram, Twitter y aplicaciones sobre este tema. En internet encontramos muchas fuentes de información, pero la mayoría de las veces se contradicen unas afirmaciones con otras, lo que no quiere decir que no sean válidas. Esto pasa, primero, porque todos somos bioquímicamente distintos y no es lo mismo un estudio para uno que para otros. Además, también la nutrición es una ciencia relativamente nueva. Al principio los estudios sobre los alimentos se hacían sobre poblaciones, por ejemplo, cuando se estudió la dieta mediterránea. Son estudios de cohorte que llegan a la conclusión de lo que le pasa a la mayoría. Y luego están los estudios que se realizan en un laboratorio con células o tejidos aislados.

Hoy en día se sigue avanzando en esos estudios tan necesarios. Por ejemplo, ahora ya sabemos cómo nuestros genes utilizan los nutrientes. Es lo que se llama epigenética, y por eso sabemos que cada alimento se comporta distinto en cada uno de nosotros. También a esto hay que añadir la parte emocional o el momento vital por el que estemos pasando, por eso las pautas de alimentación deben variar como mínimo con cada estación del año y adaptarse al momento vital que estamos viviendo. No se puede comparar una persona que está embarazada con otra que no lo está; no es lo mismo ser adolescente que cuarentón; estar en paro o dirigiendo una empresa; no es igual estar divorciado o recién casado.

Por tanto, preocúpate por tu alimentación, que es la antesala de la nutrición. Es decir, te puedes involucrar al cien por cien en tu alimentación porque puedes decidir lo que vas a comer. Sin embargo, no pasa lo mismo con la nutrición, ya que esta empieza cuando el alimento entra en la boca; por tanto, es el cuerpo el que decide dónde van a ir los nutrientes y cómo los va a utilizar dependiendo de sus necesidades, es lo que se llama «economía bioquímica».

Aparte de las pautas personalizadas, que las puedes necesitar o no, nunca hay que perder de vista dos cosas fundamentales:

— El orden.

— La frescura del alimento.

Es más importante tener esto en cuenta que empezar una dieta o un régimen.

EL ORDEN, LO PRIMERO

El orden es fundamental para todo en la vida y para el cuerpo uno de sus pilares más importantes, tanto que cuando alguien viene a verme le pregunto a qué hora hace todo. Cuándo se levanta, y si se levanta durante la noche, a qué hora lo hace; a qué hora desayuna; a qué hora se va a la cama; a qué hora tiene más hambre o a qué hora va al baño. Aunque comamos muy bien, si no lo hacemos de forma ordenada, no vamos a avanzar mucho, ni por mucho tiempo.

Así que voy a intentar convencerte de que el orden es muy importante en el organismo, de igual modo que el orden de las letras del abecedario es fundamental para formar palabras.

Así como las letras no elaboran palabras con sentido por el hecho de ser letras, los nutrientes serán más o menos nutritivos según el orden en el que entren en el organismo, tanto que muchas veces el momento de entrada determina el efecto que tienen en el cuerpo.

La importancia de una buena charla

Como te decía, antes de exponer las pautas de alimentación que le voy a dar a alguien que me viene a ver, tengo una charla importante con cada uno de ellos. Son charlas de unos sesenta minutos donde no solo hablamos de qué alimentos come, sino también de todos sus hábitos en general. Esto es lo que hice cuando Carmen vino a verme. Ella es una mujer de 41 años que se cuida muchísimo. Hace todas las dietas que llegan a sus manos porque le da importancia a la alimentación. Además, lleva a cabo los últimos tratamientos en estética corporal y se gasta lo que no hay en libros. Hace todo lo que puede y más, pero parece ser que no está contenta.

Me contó que estaba harta de esta situación y que conforme se estaba haciendo mayor, cada vez le costaba más adelgazar y ya le daban ganas de tirar la toalla. Para ver cómo podía ayudar a que cambiara su situación le pregunté de todo. Ella me dijo que no entendía nada porque cada día hacía más ejercicio y comía menos, pero no obtenía el efecto deseado. Me explicó con detalle qué alimentos comía y con qué los mezclaba. Y la verdad tengo que decir que no lo hacía nada mal.

Pero cuando le pregunté las horas a las que comía, me contestó: «Uy, depende. A veces desayuno en el trabajo, otras en casa y si tengo mucha prisa, salgo pitando con un café». Lo de cenar también lo tenía un poquito descuadrado: «Unos días voy al gimnasio por la noche y ceno más tarde. Otros salgo por ahí con amigos, pero hay días que me quedo en casa y ceno poquito». Pues lo que hace Carmen es como si conduces un Ferrari y no regulas bien el cambio de marchas. El deportivo lo tienes, pero de poco te vale porque no le sabes sacar partido.

La cronobiología está de moda

Supongo que te puedes identificar con Carmen. Aunque te parezca mentira hay gente que le da tan poca importancia a los horarios que cuando se los pregunto, no sabe qué contestar. Pues ese pequeño detalle puede tirar por tierra todo tu esfuerzo.

Siento ser tan pesada, pero es que de esto de los horarios ya hablaban los chinos hace siglos, también Hipócrates, que decía que una dieta nunca estará bien hecha si no se tiene en cuenta la estación en la que estás, queriendo decir que es importante entrar en el orden anual de las estaciones para que el cuerpo pueda restablecer su salud. Nombro a Hipócrates y no nombro a otros porque lo que quiero decir es que esto, para los clásicos, no era una novedad. Esto de los horarios lo estudia la cronobiología. Y es genial. A ver si de una vez por todas ahora que lo dice la ciencia, te lo crees.

La cronobiología está de moda. Y yo me alegro mucho. La cronobiología es la ciencia que estudia los cambios que se producen en el ser humano a lo largo de su vida, estudia sus ritmos biológicos. De ahí viene su nombre: *kronos*, tiempo; *bio*, vida; *logos*, estudio. Tanto se está estudiando últimamente que se ha llegado a la conclusión de que la interrupción o falta de sincronización de esos ritmos, lo que se llama *cronodisrupción*, puede contribuir, entre otras cosas, a:

— La obesidad.

— La dislipidemia.

— La intolerancia a la glucosa.

— La disfunción endotelial (el endotelio es la pared que recubre los vasos sanguíneos, las arterias).

— La hipertensión.

— La diabetes mellitus tipo 2.

— Las enfermedades cardiovasculares.

Como para no tenerla en cuenta.

Nuestro cuerpo necesita orden

Ya he mencionado que el cuerpo necesita un orden para poder hacer sus funciones porque, lo queramos o no, en todos los organismos vivos hay una sincronización interna. Los ritmos circadianos damos por hecho que están ahí, y ya. Pero creo que la gran mayoría solo conoce los de fuera, los exógenos, que son los ritmos que vemos en la naturaleza: los del día y la noche, que por cierto de ahí viene el nombre circadiano (*circa diem*, significa aproximadamente un día). Pero también están los ritmos de las estaciones: primavera, verano, otoño e invierno, que también siempre se nombran en ese orden. Como el de los días de la semana.

Este orden también lo apreciamos en las plantas, que se abren o se cierran dependiendo de la luz; o en los animales como las aves migratorias o las ballenas, que cruzan los océanos siempre en las mismas épocas. Es decir, que son esos los ritmos que marcan el orden de la naturaleza.

Los ritmos ultradianos son ritmos que se pueden medir en periodos muy inferiores a veinticuatro horas y son los que influyen, por ejemplo, en la frecuencia cardiaca. Luego están los circadianos, que son los periodos superiores a veinticuatro horas y que influyen en el sueño-vigilia o en la temperatura corporal; y están también los infradianos, que son los periodos muy superiores a veinticuatro horas, como los ritmos de reproducción, migración, etcétera.

Los ritmos

Aunque te cueste creerlo, a nivel interno, tu cuerpo tiene sus propios ritmos circadianos, que son los endógenos, y que por mucho que nos los intentemos saltar ellos están ahí, sí o sí. Y para todos: bebés, niños, adolescentes, adultos o mayores. Estos ritmos influyen mucho en nosotros porque afectan a nuestras hormonas y no a unas hormonas del montón, sino a algunas tan importantes que aunque puede que no sepas qué hacen exactamente, sí conoces que existen, como la insulina, el glucagón, la hormona del crecimiento o el cortisol...

También influyen en las hormonas implicadas en la obesidad de una manera más directa, como la leptina o la ghrelina. Todas estas hormonas son muy importantes en nuestro metabolismo, están implicadas en nuestra sensación de hambre o saciedad, y en nuestros horarios de las comidas, que, finalmente, repercuten en nuestro grado de saciedad. Por eso, no nos afecta solo qué comemos o cómo lo preparamos, sino cuándo lo comemos (en qué momento del día o en qué estación estamos).

Esto es así porque estos ritmos están controlados a su vez por una especie de relojes internos que tenemos en el cuerpo. Ya te decía al principio que somos muy complejos. Como todas las especies, tenemos un reloj central, que cada día se reajusta dependiendo de si hay luz o no. Este reloj está en el cerebro, en una zona que se llama hipotálamo, más concretamente en el núcleo supraquiasmático, encima del quiasma óptico. Los ojos, además de mandar señales al cerebro que luego este codifica para que podamos entender lo que vemos, tienen como unos receptores llamados melanopsinas con unos compuestos muy sensibles a luz. Por eso, uno descansa mejor con la luz apagada. La calidad del descanso es superior sin la lucecita de la tele o el móvil.

Los ritmos que oscilan entre la luz y la oscuridad, es decir, entre el día y la noche, también marcan nuestros ritmos hormonales porque están controladas por dos de las hormonas más importantes del organismo: la luz por el cortisol; y la oscuridad, por la melatonina. Ambas son clave para nuestra salud. Nuestra cronobiología es tan importante que tendríamos que tenerla en cuenta hasta para hacer ejercicio o descansar.

Ritmos alterados

Y, como no, para comer o no comer, así como también depende de lo que comas o no comas para que influya en tu ritmo circadiano. Por tanto, cómo te organices afecta a tu interior y esto se refleja a su vez en el exterior, no solo físicamente sino también en tu comportamiento. Una vez más, «así como es fuera, es dentro». Por tanto, depende de cómo lleves tus horarios que se active de una manera o de otra tu gran reloj interno, el hipotálamo, que es la región del cerebro más importante para la coordinación de conductas esenciales, como la alimentación, la ingesta de líquidos o la temperatura corporal. Pero también es ahí donde se activan o desactivan los minirrelojes que tienes en cada órgano, como los que hay en el corazón, el páncreas, el pulmón y en el tejido adiposo, mediante la salida o no de según qué hormonas. Vamos, que es el regulador central de las funciones viscerales autónomas, que son en las que no interviene tu conciencia, y de las funciones endocrinas.

Estos ritmos a mi abuela tampoco te creas que le importaban mucho, ella daba por hecho que había que irse a la cama cuando el sol se ponía o que era bueno cenar pronto para dormir mejor. Pero el ritmo de hoy en día nos altera todo porque siempre hay demasiada luz y en todas partes. No es fortuito que cada día haya más gente con gafas y que se vendan lágrimas artificiales porque nuestros ojos cada día lo pasan peor.

A nivel social tampoco se ponen las cosas fáciles, por ejemplo, el *prime time* de la tele se termina cada vez más tarde; quedas a comer y nunca se almuerza antes de las dos y media y mil cosas como estas. Y no es fácil lidiar con todo esto. Estas pequeñas cosas hacen que vayamos descompasados con el rimo de día/noche y, como hemos visto antes, nos pueden provocar cambios bioquímicos y de comportamiento porque perturbamos el orden temporal de los órganos internos y sus ritmos circadianos fisiológicos.

Quizá ahora entendamos mejor por qué cuando tenemos luz hasta altas horas de la noche, queremos dormir más por la mañana; no es por el cansancio en sí, sino porque necesitamos que se reajuste nuestro reloj interno.

Que el ritmo no te pare

¿Y sabes cuál es uno de los ritmos más importantes? El de los horarios de las comidas. Su alteración tiene un efecto directo:

— En el envejecimiento prematuro.

— En el desarrollo de enfermedades tan horribles como el cáncer o con las enfermedades cardiovasculares.

El hígado es uno de los órganos en los que se demostró por primera vez que los genes-reloj participan en la regulación de la glucemia. Y, claro, el tejido adiposo tampoco se salva. La obesidad aquí también está presente. De hecho, muchas veces engordamos porque tenemos los relojes internos alterados. Por eso tenemos «hambre» en momentos concretos del día o a la hora de la cena nos apetece comer más grasas saturadas y azúcares que durante el día, y esto hace que se nos acumule más grasa en la tripa.

Gracias a algunas investigaciones, sobre todo una que se hizo en 2009, ya sabemos que para adelgazar ayunar durante el día y luego cenar, aun comiendo las mismas calorías, da pocos resultados a la mayoría. Este estudio se publicó en la revista *Eubacteria,* en su especial de cronobiología. Y no solo eso, sino que además provoca alteraciones con la glucosa porque por la noche aumenta la secreción de insulina, lo que ayuda a que aumente la grasa y disminuya la concentración de leptina, que es la hormona de la saciedad.

O sea, que no comer durante el día y cenar mucho hace que a la larga tu sensación de saciedad cada vez sea menor y hace que cada día comas un poco más. Pero la parte positiva es que también gracias a estos estudios sabemos que las personas que desayunan bien, pero bien de verdad, a la larga pierden más peso que las que lo hacen mal. Al igual que los que comen a las tres de la tarde tienen menos posibilidades de adelgazar que los que comen antes, e independientemente de las calorías que ingieran. Y no solo eso, sino que comer tarde implica que el gasto metabólico basal (que es lo que quemas sin hacer ningún tipo de esfuerzo) sea menor, al igual que tu coeficiente respiratorio. Es decir, tu metabolismo utiliza pocos hidratos de carbono. Esta conclusión se publicó en 2013 en la revista *International Journal of Obesity*.

Por eso, a Carmen, la mujer que vino a verme, simplemente por comer tarde, cenar más tarde todavía y saltarse alguna comida que otra, como el desayuno, le ocurrían varias cosas:

— Sus hidratos de carbono se quemaban menos.

— Tenía menos gasto energético en reposo.

— La insulina le empezaba a funcionar mal y sufría lo que se llama intolerancia a los carbohidratos.

— El cortisol (la hormona del estrés) se le alteraba.

Por todo esto, mi amiga Carmen, que parecía que lo tenía todo en esta vida, estaba más estresada y aun comiendo bien acumulaba más grasa en su cuerpo porque no llevaba un orden regular de comidas que le ayudara a mantener el orden temporal interno de sus ritmos circadianos.

Los genes no tienen la culpa

Al cabo de un tiempo, Carmen me mandó a su amiga Paula. Una amiga con la que iba al gimnasio y que tenía un problema muy grande: engordaba con una facilidad pasmosa. Con Paula tuve otra conversación larga para saber de dónde venía esa tendencia. Me llamó la atención que iba al gimnasio siempre por la noche porque según me explicó solo podía ir a esas horas, ya que su trabajo le impedía ir a otras, y como engordaba con una facilidad pasmosa no quería dejar de ir. Le pregunté que desde cuándo le pasaba lo de engordar tan rápido y me contestó con tristeza: «Desde que tengo uso de razón. Es mi genética». Le dije que podía ser que ella genéticamente estuviera preparada para engordar con más facilidad, pero esa respuesta no me convencía del todo porque ya hay trabajos realizados que dicen que el efecto negativo de la variante genética sobre la obesidad solo se presenta cuando se come en exceso.

Vamos, que aunque tuviera un gen que predispusiese a la obesidad, solo actuaba si no hacía ejercicio, cosa que tampoco era su caso porque ella sí lo hacía, aunque demasiado tarde. Se ha demostrado que alterar nuestro reloj biológico, la *cronodisrupción* «provoca que baje mucho la efectividad en los tratamientos de control de peso» (Bandin *et al.*, 2013). Gracias a estos estudios se sabe que para bajar peso es más efectivo hacer ejercicio desde la mañana hasta media tarde, pero no por la noche. Además, que si nos ponemos en ese plan, por genes no es. Tenemos genes para dar y tomar. Le comenté que si los genes-reloj que hay en el hígado están alterados, puede haber fallos en el metabolismo de la glucosa. Por ejemplo, cuando la tenemos que formar a partir de las proteínas porque no comemos carbohidratos. Algo muy habitual, por cierto.

Es verdad que hay personas que tienen más genes que están asociados a la obesidad abdominal y a comportamientos obesogénicos, y si tú los tienes quizá seas de los que no te apetece desayunar y comas mucho cuando estás aburrido. Pero, querido lector, tampoco me importa mucho que los tengas porque estos genes y su relación con la obesidad están relacionados con lo mismo, no solo con la cantidad, sino, sobre todo, con el tipo de grasa de tu dieta. Más adelante te diré cómo puedes revertir esta situación y que empieces a querer desayunar más y cenar menos, sin pasar hambre.

Todos estos genes solo son verdaderamente efectivos cuando además te portas mal o muy mal, como cuando abusas de los azúcares refinados, grasas trans, comida preparada, bollería, *snacks,* refrescos azucarados, o te saltas tus horarios, etcétera.

Por mucho que Paula me intentara convencer o, mejor dicho, se intentara convencer a sí misma de que poco podía hacer porque ella era así, le dije que estaba equivocada. De hecho, me da mucha pena cuando vienen personas como Paula. Personas que hacen verdaderos esfuerzos por adelgazar y no ven los resultados acordes con el esfuerzo. Eso es porque hay algo que no están haciendo bien. No se trata de morir en el intento, sino de que lo hagas bien, pero hay que querer hacerlo. Nos ponemos mil excusas para no dejar de hacer las cosas que nos gustan. Por ejemplo, Paula no quería dejar de ir al gimnasio a esa hora porque lo que de verdad le divertía era ir con Carmen y otra amiga. Además de una dieta y de ordenar sus horarios, le propuse que en lugar de hacer siempre clases aeróbicas e intensas, también hiciera yoga o pilates, que además de «quemar» mucho, son más relajantes, que es lo que quiere el cuerpo a esas horas.

No se engorda, tengas la genética que tengas

La genética predispone, pero no determina. Lo más importante para adelgazar, aunque la genética no te acompañe, es querer cuidar tu salud (no tener menos grasa). Ese es el primer punto y el más importante. Con genes o sin genes, no tienes excusas, todo pasa por cómo comas y qué hábitos de vida lleves. Por tanto, mejoramos nuestra salud circadiana sincronizando los horarios de comida y el ejercicio físico. Aunque el código genético te pese mucho, los parámetros están asociados a factores ambientales, y estos son los que se modifican sobre todo con la dieta, y pueden llegar a conseguir que tu genética no afecte a tu salud. Tampoco nos podemos olvidar de la conducta porque también afecta a la expresión de nuestros genes. Si cambias tu conducta, puedes cambiar tu destino. Pero de esto hablaremos más adelante.

Me encantaría que comieses bien y lo digo por ti, no por mí. Te lo repito por vigésimo quinta vez en este libro. Por lo menos no engordes demasiado, porque eso sí que no tiene gracia. No te aferres a frases tipo: «Así soy más feliz», «Lo que más disfruto en la vida es la comida», «Me acepto como soy» o «Es que dejé de fumar». Este tipo de frases las suelen decir las personas que ya han cruzado el límite y no quieren volver a ser quienes eran porque el retorno es verdaderamente complicado. Sé que es muy difícil, pero nunca es imposible. Nunca, nunca, nunca. Yo he ayudado a personas que nunca habían ido a la playa por vergüenza y ahora no solo van, sino que se ponen en biquini. Pero lo mejor de todo es que ahora sí disfrutan la vida y son más felices.

El poder de la grasa

Nunca hay que subestimar esos kilitos de más porque la grasa tiene mucho poder, y más cuando te quieres desprender de ella. Usa todos sus recursos para quedarse. Ella sí que tiene genes-reloj, y muchos. Son muy protagonistas, porque influyen en cómo funciona el propio michelín y otros órganos, y no te olvides de que en el organismo todo se relaciona e interactúa. A ver, vaya por delante que la grasa es buena. A mí no me gusta la delgadez extrema, ni en hombres ni en mujeres. Pasas de estar guapo o saludable a delgado, y eso no me gusta. Todos tenemos una estructura base y esa es la que debemos tener porque es como mejor estamos. Nuestro estado perfecto tiene poco que ver con lo que ponga la báscula muchas veces.

Sigamos hablando de la grasa, pero no la de la comida, sino la que guarda el cuerpo en un «órgano» que se llama tejido adiposo. Para que lo entendamos visualmente, la grasa que va a parar a la parte externa del cuerpo, a los michelines. Y luego hay otra parte de grasa que rodea las vísceras. Esa no se ve, pero cuidado, porque esa es «más pequeña, pero matona».

Me permito definirlo como órgano, aunque te parezca una exageración, de acuerdo, pero para mí todo lo que tiene hormonas y ejecuta una acción es un «órgano». Si tenemos un «órgano» graso pequeño, no pasa nada, pero como lo tengamos demasiado grande, te queda un gran trabajo y esfuerzo por delante, además de no ser saludable. El tejido adiposo cuando es demasiado grande es muy malo. Malo de verdad. No es una broma. Y si eres adulto y lo tienes porque comes mucho, bueno; pero cuando veo un niño o niña obeso, me da pena y me genera preocupación. Por eso, apuesto por que cada uno nos reencontremos con lo que éramos sin dejar de lado nuestra naturaleza. Para que nos encontremos bien, apuesto por el orden en los horarios y después ponernos serios con lo que comemos.

Lo tradicional contra lo moderno

Antes de estudiar y prepararme en el tema de la salud y la alimentación, hice todas las dietas del mundo y me gastaba lo que no está en los libros en todo tipo de productos, como barritas, cremas, y también en ayudas, etcétera. El verdadero cambio lo noté cuando empecé a comprar alimentos normales y corrientes. Sí, los que compraba mi madre cuando era pequeña, que son los que sigue comprando actualmente, y así está de bien.

Cambié de tercio y en lugar de comprar productos envasados, me decanté por el producto o, mejor dicho, alimento fresco. Este acto tan insignificante hizo que todo en mí se transformara. Primero, porque si te involucras en comprar alimentos frescos, aunque no quieras, respetas las temporadas de los mismos, pues en el mercado del barrio no hay de todo todo el año. Si tienes en cuenta eso, no solo ayudas a la tierra y a los agricultores, sino que también permites la rotación de cultivos. Pero lo mejor de todo es que empiezas a encontrarte mejor porque esos son los alimentos que más necesita tu cuerpo. La naturaleza es muy sabia y si en invierno no hay fresas, es por un motivo: es una fruta fría y nosotros lo que necesitamos es calor en ese momento.

Aparte, si compramos comida fresca y de temporada, protegemos uno de los bienes más preciados de la tierra, las semillas. Por el mero hecho de que los alimentos que te comas sean frescos y no preparados, consigues una de las cosas más importantes que puedes tener en la vida, la vitalidad. Y evitas perder una comunidad de microorganismos esenciales que tienes en tu interior, la microbiota. La flora intestinal es una parte fundamental tanto para tu salud mental como física. Pero ya te he contado antes que los alimentos preparados y desnaturalizados te la aniquilan. Mantener la flora intestinal de tus hijos también es importante. Y hablando de ellos, si compramos alimentos frescos, contribuimos a su educación. Llega un momento que al comer tanta comida envasada ya no saben qué es un alimento, solo descubren su sabor. Pero con la comida fresca averiguan de dónde viene y cuál es la vinculación que tienen con el planeta en el que viven.

La vitalidad de los alimentos

La vitalidad de los alimentos no es tan fácil de explicar para la ciencia occidental. Para la medicina tradicional china, la vitalidad se llama *jing*. Para que algo sea científicamente válido tiene que ser comprobado mediante observaciones, por eso la ciencia necesita tiempo. Hay cosas que mientras esa ciencia no avance no se pueden explicar, pero eso no quiere decir que no existan. Para nosotros, la energía es un concepto termodinámico. Tiene que ver con la capacidad que posee la materia de producir un trabajo en forma de movimiento, luz, calor, y también es la capacidad y fuerza para actuar física o mentalmente.

Respecto a los alimentos, estos nos aportan energía calórica que, como ya hemos dicho, la podemos transformar en otro tipo de energía dependiendo de las necesidades del momento. Todas, por así decirlo, son energías «físicas» y «medibles». Este alimento tiene tantas calorías o proteínas, tal número de hidratos, de grasas, vitaminas y minerales. Pero para muchas de las medicinas tradicionales, la calidad del alimento no solo viene dada por el número de nutrientes que tiene, sino que lo más importante es la vitalidad que contengan, es decir, su frescura y la calidad de sus enzimas.

Hoy en día, parece que no importa porque cuando nos referimos a los alimentos solo hablamos de si tienen proteínas, grasas o hidratos, y perdemos de vista lo fundamental: el contenido de enzimas de un alimento.

LAS ENZIMAS, LLAVES MAESTRAS

Las enzimas son las llaves maestras de la naturaleza, así como de nuestro organismo. Sin ellas no podrías transformar un trozo de carne en la piel de tu mejilla porque no la podrías digerir en el estómago y mucho menos a la velocidad que lo hacen las enzimas. Hay gente que nace con una capacidad enzimática realmente mala y, a lo largo de su vida, tiene verdaderos problemas para encontrarse bien al cien por cien, pero la gran mayoría de las personas, aunque nazcan con muchas enzimas, las desperdician gratuitamente.

La frescura o vitalidad también nos la comemos, aunque no se pueda medir, por tanto, no solo está en los alimentos, sino también en nosotros. Esa vitalidad también la perdemos si comemos cada dos por tres. Para mí, comer cinco veces al día es demasiado. Eso de las cinco comidas es la idea de alguien que en un momento dado quiso poner de moda su dieta y se agarró a la idea de que digerir los alimentos «quema mucha energía», pero lo que no te contó es que también acelera el envejecimiento del corazón, tu hígado, tus riñones, en resumidas cuentas, el envejecimiento de tu organismo. Y también se olvidó de decirte que después de cada comida el estómago necesita limpiarse para recibir la siguiente; algo que hace él solo con unos movimientos llamadas mareas. Y, por supuesto, también perdemos enzimas, antioxidantes y la microbiota. Así que quédate con el famoso refrán: «Desayuna como un rey, come como un príncipe y cena como un mendigo».

Dónde están las enzimas

El progreso está muy bien porque nos facilita nuestra vida, pero si todo lo que comemos es precocinado, cocinado y envasado, nos estamos deshaciendo de uno de nuestros bienes más preciados: las enzimas. Este tipo de productos no contienen la cantidad suficiente porque son tan efectivas como sensibles, les afecta todo: el calor, la luz, el oxígeno, el transporte... Por eso, los alimentos envasados para poder ser metabolizados hacen que tengamos que donar las enzimas de nuestro organismo para poder ser asimilados, cosa que no ocurriría si el alimento fuera fresco porque ya las traería con él. Además, si lo comes todo envasado, tu sistema inmunológico estará demasiado concentrado en el tubo digestivo y desatenderá otras partes del organismo. Y, como solemos comer a cada rato, al final pasan muchas horas sin atender, por ejemplo, a los vasos sanguíneos más alejados, quedándonos más expuestos a imprevistos.

Las enzimas solo están en los alimentos vivos y crudos. Por eso es bueno comer este tipo de alimentos en cada comida, ya que además de llenarnos de enzimas nuevas, son estas las que se utilizan para digerir los alimentos y no las de nuestras reservas. Además, como nuestro organismo no es tan moderno como nosotros, cuando comemos algo que está cocinado, nuestro sistema inmunológico reacciona y aumenta nuestras células de defensa en sangre porque el calor, además de hacer que cambie el color, el sabor y la textura del alimento, también transforma su estructura molecular. Esta estructura es «nueva» y nuestras células no saben muy bien a qué se debe, ellas «comen lo que conocen». Pero este aumento es mucho menor si empezamos a comer algo crudo, como unos brotes, un poco de rúcula, una zanahoria o un trozo de apio, para que nuestro sistema inmunológico no se ponga a la defensiva. Yo recomiendo incluir germinados en nuestras comidas porque están llenos de enzimas.

Alimentos frescos y antioxidantes

Por otra parte, los alimentos frescos tienen más cantidad de antioxidantes, que a su vez son los que tienen más color y sabor. Los antioxidantes no son nutrientes sino compuestos químicos que potencian el efecto y la vida de las vitaminas, además de ayudarnos a protegernos de los radicales libres. Se han descubierto hace relativamente poco, y a ellos se debe una buena parte de las propiedades preventivas y curativas de los alimentos, a pesar de estar en cantidades muy pequeñas. Son, por ejemplo:

— Los flavonoides de los cítricos, las cerezas, las manzanas, las cebollas, el té o el pimiento. Son protectores de las arterias del corazón y previenen el cáncer.

— Las antocianinas, que son cardioprotectoras, tonificantes de la circulación venosa y antisépticas urinarias. Se encuentran en la uva negra, las fresas, las granadas, las moras, los arándanos...

— Las isoflavonas. Fitoestrógenos que favorecen la mineralización ósea y protegen contra la arteriosclerosis.

— Los lignanos. Antioxidantes que ayudan a eliminar los radicales libres. Se encuentran en los cereales integrales, semillas de lino, frutas, hortalizas y legumbres.

— Los carotenoides, como el betacaroteno de la zanahoria o el licopeno y la zeaxantina del tomate.

— Los terpenos, que ayudan a formar vitamina A en el organismo. Se encuentran en el perejil, la menta, las coles o las plantas aromáticas.

Quizá ese *jing* de las medicinas clásicas se refería a todos esos antioxidantes que son los que dan el verdadero poder a un alimento, aunque por aquel entonces no se podía demostrar. Como ves, todos son vegetales. Por eso, lo mejor para conseguir enzimas es comerlos.

Los beneficios de las verduras frescas

Comemos muy pocas verduras, y menos frescas. Una pena, porque ahora no queremos lavar ni un triste cogollo de Tudela. Las verduras las queremos partidas, limpias y, prácticamente, servidas en la mesa.

El otro día puse una fotografía en mis redes sociales de un plato de pasta de calabacín con salsa de almendras y curry. La receta es riquísima y se hace en cinco minutos. Mucha gente me dijo que la iba a hacer porque tenía una pinta buenísima, y además no engordaba, que eso tira mucho. Lo que más me llamó la atención, sin embargo, fue que varios me comentaron que la iban a hacer porque ya vendían el calabacín envasado con forma de espagueti en el supermercado. Me quedé a cuadros. En hacer la pasta de calabacín se tarda exactamente un minuto y el aparato para cortar la verdura no me ha costado más de diez euros. La diferencia visual es mínima y seguro que el gusto también es parecido. Ahora, la diferencia de enzimas y vitalidad que te aporta un plato y el otro es abismal. Uno te da fuerza, alegría y salud, y el otro solo te da volumen que nota tu estómago y te quita energía, enzimas y vitaminas.

Nosotros nacemos porque alguien nos ayuda a venir y lo único que tenemos que hacer para disfrutar de este regalo maravilloso que es la vida son tres cosas: comer, beber y disfrutar. No hacemos bien ninguna. Y como es algo en lo que no reparamos, no le damos la más mínima importancia. Entonces no entendemos por qué nos podemos sentir agotados, apáticos e hinchados.

Envasados al vacío

Te cuento el caso de mi amiga Eugenia. Estaba desesperada porque tenía un hijo de 10 años que se despertaba bien, pero conforme pasaba el día cada vez tenía más hinchada la tripa y siempre estaba cansado. Al principio no le dio importancia hasta que el niño empezó a dormir mal y le contó que le daba vergüenza bajar al patio a jugar en el recreo porque los demás se reían de él, pues tenía muchos gases.

Como ella venía al centro, me pidió muchas veces que le recomendara qué le podía dar al niño porque había consultado a médicos y decían que no tenía nada. Además, según mi amiga, su hijo cada vez estaba más gordito y tampoco comía tanto. Le pregunté por sus hábitos alimentarios. El pequeño desayunaba un vaso de leche con las galletas «de toda la vida». Luego, durante las comidas, solía comer pechuga de pollo con patatas o arroz, o alguna carne con tomate. Los viernes y sábados pedían pizzas o comida china. Siempre caía alguna chuche y, de vez en cuando, zumos o bebidas con gas que le daba la abuela. Como no me había dicho nada, le pregunté si consumía verduras. Me dijo que verduras no tomaba, que no le gustaban. Vamos, lo normal hoy en día.

Le pedí a mi amiga Eugenia que un día viniese con él porque muchas veces los niños son «más adultos» que los mayores, y cuando les explicas las cosas para que lo entiendan, te suelen hacer caso, o por lo menos esa es mi experiencia. También quería verlo, que es algo que pido siempre, porque como te decía al principio del libro es muy importante ver cómo habla una persona, cómo se mueve, su tono de voz y mil cosas más para saber por dónde empezar a tirar.

Yo no creo que Eugenia le diese a su hijo alimentos que supiese que no le iban a sentar bien. Sin embargo, todo lo que me había dicho mi amiga que comía su hijo no lo ayudaba a tener vitalidad o mejores neuronas; no facilitaba buenas digestiones ni aportaba un equilibrio en su carácter. Este niño, además de comer muchísimo azúcar, que ya vimos que es lo peor para la flora, comía todo preparado y envasado. Por eso se sentía cada día más cansado, porque se encontraba sin oxígeno. Estaba «envasado al vacío».

Cuando visitó mi centro, le expliqué por qué tenía que comer verduras y algunas de ellas crudas, aunque fuera en pequeñas cantidades. Le pregunté cuáles eran sus platos favoritos y le hice unas mezclas que sabía que le iban a gustar, aunque encontrar las combinaciones adecuadas me suponga más esfuerzo. Le pedí que volviera en diez días para asegurarme de que íbamos bien. Y así fue. Efectivamente, el niño no tenía nada, solo con cambiar algunos hábitos se recuperó. A día de hoy baja al recreo todos los días y, sobre todo, duerme bien.

La dieta que recomendé al hijo de Eugenia consistía en verduras en forma de batidos; ensaladas y verduras rehogadas o al horno y unos suplementos de enzimas naturales para niños para que le ayudaran al principio, mientras su flora se restablecía. Lo que hicimos fue alcalinizarlo, porque uno de los motivos por los que el niño estaba tan cansado era la acidez que tenía. Quizá te parezca exagerado que a un niño se le ponga una dieta, pero muchos de nuestros hijos tienen los mismos problemas que los adultos con la alimentación.

LA ACIDIFICACIÓN

¿Te suena, verdad? Hoy en día se habla mucho de la acidosis, de las dietas hiperproteicas que la provocan; pues ayudan a adelgazar. A la acidificación no solamente llegamos por ingerir muchas carnes o dulces, también se puede llegar por comer pocos alimentos que tengan vitaminas, minerales y enzimas, que es lo que le pasaba al hijo de Eugenia. Antes de seguir, deseo aclarar que, como todo en el cuerpo, la acidificacion no es buena ni mala. Lo que es malo es el desequilibrio, ya sea hacia la acidificación o a la alcalinidad. Lo que hay que buscar es el equilibrio.

Cada parte del cuerpo tiene un pH y todos son imprescindibles para el buen funcionamiento de los tejidos.

— Por ejemplo, en la boca el pH es alcalino porque es el que se necesita para digerir los hidratos y azúcares en general.

— En el estómago es ácido, entre 2-4, porque si no, no podríamos digerir las proteínas, ya que esto lo hace una enzima que solo puede trabajar en un entorno ácido, por eso es necesario el ácido clorhídrico.

— El intestino necesita un pH alcalino.

— El colon, uno ácido, pues es donde está la flora fermentativa.

Esto es lo que ocurre en el tubo digestivo, pero luego hay un pH que sí o sí tiene que estar en unos márgenes estrictos, y es el pH de la sangre, con un valor entre 7,35 y 7,45. Esto es un pH neutro.

Todos los procesos que se desarrollan en los tejidos y en los órganos son sensibles al pH. Pero no debe moverse de esos márgenes porque si se excede, la sangre pierde la capacidad de almacenar oxígeno y también la de eliminar residuos. Pero ¿qué pasa cuando se incrementa el nivel de acidez en la sangre?, ¿cómo lograr ese vital equilibrio? Pues tiene que retirar de sus depósitos sustancias que alcalinicen o neutralicen los ácidos. Se llaman sustancias tampón, porque son neutras. Son, por ejemplo, el bicarbonato, los aminoácidos como la lisina, la metionina o la glutamina, o los fosfatos, entre otros. Por eso, para tener sano el metabolismo celular es preciso que junto al oxígeno, la sangre tenga un flujo constante de sustancias de naturaleza alcalina que neutralicen esos ácidos.

Manteniendo un cuerpo alcalino aseguramos una buena regeneración celular. La acidificación del organismo provoca:

— Alteraciones enzimáticas.

— Robo de oxígeno a los tejidos.

— Pérdida de bases o sustancias alcalinas del organismo.

— Lesión en los tejidos.

— Fatiga y cansancio crónico físico.

— Cansancio mental.

— Irritabilidad.

— Frío.

— Estreñimiento.

— Retención de líquidos.

— Desmineralización ósea.

— Gota.

Y un montón de problemas más.

Alimentos ácidos y alcalinos

Nos acidificamos por varias causas naturales, como puede ser por los propios desechos celulares, ya que muchas funciones que realiza el metabolismo son acidificantes. Pero también por las bebidas con gas. Incluso por los pensamientos, de lo que luego hablaremos. Otros motivos son las sustancias tóxicas del tabaco o por dormir poco. Y esto además está provocado, entre otras cosas, porque comemos pocas verduras, que es donde se encuentran las bases o los neutralizadores de los ácidos, los minerales. Estos marcan si algo es ácido o básico. De hecho, cuatro de ellos son los más importantes en el mantenimiento del equilibrio homeostático, que es el del organismo: el sodio, el potasio, el magnesio y el calcio. Los órganos de eliminación de desechos son los pulmones mediante la eliminación de dióxido de carbono (CO_2), los riñones, el hígado y la piel.

Hay alimentos que son ácidos y acciones que acidifican:

— Las carnes, el azúcar, las conservas y los alimentos precocinados.

— También las harinas blancas, los fritos, los rebozados, el alcohol, el café, el pescado, los huevos, el yogur y el queso.

— Son ácidas las legumbres, sobre todo la soja y las judías, y un poco menos los guisantes y los garbanzos.

— Los frutos secos como las nueces. Menos la almendra, que es el único fruto seco alcalino.

— El tomate es ácido.

— También acidifica el deporte extremo, comer en exceso y la obesidad.

— El limón es curioso porque es ácido, pero se alcaliniza en el estómago.

Los alimentos y las acciones alcalinas son:
— Las castañas.
— El plátano.
— Las aceitunas negras.
— La leche fresca natural.
— La mantequilla.
— El aguacate.
— Las espinacas.
— Las algas.
— Las patatas.
— El arroz.
— El mijo.
— Las judías verdes.
— Las frutas con moderación y mezcladas con alcalinizantes.
— El aceite de coco.
— Los alimentos escaldados, los cocinados al vapor o los salteados.

— El ejercicio moderado, los baños de sal, el baño turco y la sauna.

— Las verduras crudas.

Podemos medirnos la acidez en casa con tiras reactivas que se compran en la farmacia. Se mide con la orina del mediodía, no la de ayunas porque esa siempre es más ácida, pues durante la noche se eliminan residuos ácidos.

La alimentación alcalina, que es la más antiinflamatoria y la que nos ayuda a neutralizar nuestros ácidos, es la que está compuesta por vegetales y alimentos frescos en su mayoría. Las carnes acidifican, por eso su exceso hace que tengamos más residuos tóxicos que eliminar. Ojo con las carnes y con los pescados que consumimos porque muchas de las resistencias a los medicamentos que se dan hoy en día es por la alteración de la microbiota, pues tanto las reses como los pescados han sido alimentados de una manera industrial.

Un apunte: mucha gente padece acidez de estómago, pero realmente lo que tiene es falta de la misma. Se confunden porque los síntomas son iguales. El problema es que tomamos neutralizadores de esa acidez y lo que conseguimos es bajarla todavía más. Pienso que si se consumen de manera continuada, se debería hacer el tránsito hacia neutralizadores de acidez más naturales porque sus efectos secundarios son prácticamente inexistentes. En el mercado hay productos a base de ciruela umeboshi que tienen los mismos efectos, pero no interfieren, por ejemplo, en la absorción del hierro, ya que el ácido es muy importante para que esta se lleve a cabo.

En el tema de la acidificación y la alcalinización, como en todo, lo importante es lograr un equilibrio entre alimentos acidificantes y alcalinos, porque hay que consumir de los dos tipos. Pero si quieres asegurarte de que no vas hacia la acidez, come verduras.

LO BÁSICO, LOS ALIMENTOS

Lo básico de la alimentación son los propios alimentos. Esto parece una obviedad, pero por el tipo de alimentación que llevamos hoy en día hay que recordarlo. Hay que comer alimentos de calidad, que de la nutrición ya se ocupará tu cuerpo. Pero eso sí, para que tu cuerpo se nutra bien, tienen que ser alimentos buenos. La cantidad, en principio, le importa un poco menos.

Los alimentos son la clave para seguir siendo quien eres. Ellos son tus verdaderos aliados para que tus debilidades no vayan contra tu persona. Es en ellos donde tienes que apoyarte para encontrar el Santo Grial de la salud y la vitalidad que necesitas para ser feliz. Me he puesto un poco melodramática, lo reconozco, pero es porque solamente gracias a ellos, puedes comer el sol, el agua y los nutrientes que hay en la tierra.

Por eso comemos las plantas, los cereales, las carnes, los pescados, las frutas o las semillas que nos aporta la naturaleza. Ellos son los que atrapan esas partículas de sol y de la tierra y así entran en nuestro organismo. Así que si te preocupa tu nutrición, no puedes dejar de lado la alimentación. Son dos cosas totalmente diferentes. La nutrición es involuntaria porque comienza una vez te metes el alimento dentro de la boca y empiezan a actuar los dientes, las enzimas y la saliva para ir desmenuzándolo. Y ahí, en ese proceso, ya no te puedes meter. El cuerpo se gestiona solo, pero a partir de lo que le das y de otras cosas que ya veremos.

Por otro lado, está la alimentación. Ahí sí lo puedes dar todo de ti. Al ser un acto voluntario, te ofrece la oportunidad de decidir lo que vas a meter en tu cuerpo, los alimentos y las bebidas. Y será basándose en estos como se gestionará tu cuerpo. Si son alimentos buenos, hará cosas buenas; y si son alimentos malos, hará cosas malas. Así de simple. De todos estos alimentos, los más imprescindibles son las plantas. Las plantas son los seres vivos más poderosos que hay en el planeta. De hecho, todos los seres vivos nos beneficiamos de ellas, desde los más pequeños hasta los más grandes. Unos se las comen directamente y otros se comen a los que las comen porque las necesitan igual. ¿Por qué crees que los leones, los tigres u otros carnívoros se comen a los ñus, los ciervos, los bisontes y otros herbívoros? Porque a través de su carne ingieren los nutrientes de las plantas. Sin las plantas no podríamos vivir ninguno de los seres vivos.

Un combustible necesario

Los alimentos son el combustible necesario para mantener los procesos que en el organismo requieren energía y, a su vez, son imprescindibles para mantener la vida. La composición de los alimentos es similar a la de los tejidos y órganos corporales. Estamos hechos prácticamente de lo mismo: el oxígeno, el carbono, el hidrógeno y el nitrógeno son los elementos básicos. Estos cuatro compuestos cuando se cogen confianza, empiezan a combinarse de formas muy distintas para dar lugar a una ingente cantidad de sustancias químicas. Y de todas ellas, los principales compuestos orgánicos de las células son los que forman los hidratos de carbono, las grasas, las proteínas y los ácidos nucleicos, que aunque no son tan famosos, son igual de importantes.

También, al igual que los alimentos, estamos hechos de minerales: de calcio, de cloro, de potasio, de hierro o de cinc, por nombrar a algunos. Cuando los comemos al estar «mezclados», mediante una serie de reacciones (hidrólisis de sus enlaces), se van modificando en el proceso de digestión para poder obtener compuestos más sencillos y aislados, y así poder asimilarlos, porque de otra forma sería imposible. Luego, cuando llegan al hígado, pueden ser utilizados por el organismo.

Es decir, que los alimentos son el vehículo para que tú tengas energía, ya que ni nosotros ni ningún organismo vivo la puede crear. Así lo dice la primera ley de la termodinámica: la energía ni se crea ni se destruye, se transforma. Por tanto, la energía química de los alimentos la podemos transformar en la energía que más nos convenga en cada momento. Por ejemplo, en mecánica para los músculos, en energía eléctrica para el corazón o en química para la digestión.

Esa energía que tienen los alimentos la obtienen de los compuestos químicos que hay en la tierra, y gracias a la clorofila, a la energía del sol y al agua se transforman en nutrientes. Por tanto, a través de las plantas consumimos nutrientes, energía del sol y agua. Agua que, por cierto, es imprescindible para la vida. De hecho, es el principal constituyente de nuestro cuerpo. Y otra cosa muy importante, gracias a ella se producen todas estas reacciones químicas, ya que el agua es el disolvente universal. Además, es el vehículo para que todo llegue a su sitio o, por el contrario, para que todo salga del organismo.

¿QUÉ APORTAN LOS ALIMENTOS?

La energía

Bien, pero sigamos con lo que nos aportan los alimentos. La energía que conseguimos de los alimentos es muy poderosa, tanto que, por ejemplo, podemos correr una maratón de cuarenta y dos kilómetros o levantar un mueble que pesa mucho más que nosotros. Esta energía es como la que se crea cuando metes en la chimenea unos troncos para quemar. Eso mismo pasa en nuestras células, justamente en un sitio que se llama mitocondria, que es la reina de la respiración celular. Ahí es donde se hace la combustión del alimento. Si en tu casa de repente sube mucho la temperatura porque has metido mucha leña (que sería el alimento), abres la ventana para que se disipe el calor. Pero nuestras células esa energía que se genera la tienen que empaquetar para que tú o ellas, mejor dicho, literalmente no ardan y ese calor se pierda. El hecho de poder empaquetar la energía o el calor nos permite usarla de una manera inmediata gracias a una molécula que se llama ATP. Y también la podemos guardar para cuando la necesitemos en un futuro, por ejemplo, para ir al gimnasio después de haber comido hace cuatro horas. Esta energía que está en la reserva se guarda en otras que se llaman NADH o FADH2. Son nombres complicados, lo sé, pero yo te los digo porque nunca está de más saberlo.

Cuando la energía se utiliza después de pasar por todas las «compuertas» que hay dentro de la célula, al juntarse con el oxígeno que respiramos, que llega a las células mediante la hemoglobina de la sangre, forma una molécula de agua (o sudor o vaho que sale de vuestra boca). Por eso sudamos cuando utilizamos muchas de esas moléculas o sentimos la necesidad de estirarnos e inspirar profundo cuando comemos mucho..., porque para poder hacer la digestión se requiere mucha energía o, lo que es lo mismo, mucha combustión. Esto se realiza en una renovación constante para que todo este complejo se pueda mantener. Por eso necesitas respirar cada dos o tres segundos, comer y beber cada cierto tiempo, para que así tu «medio interno» sea más o menos estable o, por lo menos, lo más estable posible y pueda llevar a cabo todos sus procesos biológicos. Para poder realizar todas sus funciones, el organismo necesita una concentración óptima de nutrientes, agua, oxígeno y electrolitos, una temperatura constante y una presión óptima, tanto la hidrostática como la osmótica.

Los nutrientes

Los alimentos además de energía nos aportan nutrientes. Es decir, que los alimentos son muy complejos, mucho más de lo que te puedas imaginar. Para que te hagas una idea, solo el aceite de oliva, que aparentemente para nosotros solo es el líquido aceitoso que sale al estrujar las aceitunas, tiene más de cien compuestos, entre los que están los ácidos grasos, los ésteres de colesterol, los esteroles, los triglicéridos, los tocoferoles y muchos más que garantizan una amplia variedad de funciones, porque estos compuestos tienen destinos celulares distintos, y eso solo con unas gotas de aceite. Con este pequeño ejemplo te puedes imaginar lo que aporta un plato combinado. Así que piensa lo apasionante que puede ser la alimentación.

TIPOS DE ALIMENTOS

Los alimentos se pueden clasificar de muchas maneras distintas. Una de las más sencillas es dependiendo de la cantidad de macronutrientes que tengan. Se clasifican en hidratos de carbono cuando tienen mayor cantidad de hidratos o azúcares; en proteínas cuando lo son en proteínas o aminoácidos; y en grasas cuando el mayor contenido lo tienen en grasas o lípidos. Otra clasificación es a partir de su función. Pueden ser estructurales, energéticos o reguladores, que son los que contienen gran cantidad de micronutrientes, como las vitaminas y los minerales.

Las proteínas

Su función es, fundamentalmente, de formación, crecimiento y renovación de los tejidos de los órganos, de la piel, del pelo, etcétera. También tienen una función reguladora. Los anticuerpos son proteínas, las enzimas son proteínas, las hormonas son proteínas, los neurotransmisores son proteínas... Por otro lado, son transportadoras de grasas. En realidad, las proteínas tienen muchísimas funciones en el cuerpo.

Lo único que necesitamos para formar todas las proteínas que son útiles para nuestro cuerpo son los aminoácidos. Hay dos grandes tipos:

— Los esenciales, que se llaman así porque son los que no podemos fabricar, por eso los tenemos que comer.

— Los no esenciales, que son los que el cuerpo es capaz de sintetizar a partir otros.

Dependiendo de la cantidad de aminoácidos que tenga la proteína, se dice que es completa de alta calidad biológica o una proteína incompleta, cuando no tiene todos los aminoácidos esenciales.

Las proteínas las podemos encontrar tanto en animales como en vegetales. Esto que te voy a contar a continuación es una obviedad, pero no está de más explicarlo. Las proteínas que encontramos en los pescados, las carnes, los huevos o los lácteos, como tienen todos los aminoácidos esenciales que necesitamos, se dice que son alimentos proteicos de alta calidad biológica o proteína completa. Sin embargo, en los alimentos vegetales podemos encontrar proteínas completas o no. Pero eso no es ningún problema para alcanzar una buena calidad de proteínas, pues combinándolos podemos formar una completa. Por ejemplo, cuando comemos legumbres, si las juntamos con el arroz, tendríamos una proteína completa porque el aminoácido que le falta a las legumbres lo tiene el arroz. Tienen proteínas vegetales las legumbres, los cereales integrales, las algas, las semillas y los frutos secos.

No hace falta comer proteína completa en cada comida. Todo el mundo está obsesionado con comer proteína. Es verdad que son las reinas, pero no hay que ver los nutrientes de forma aislada sino en el conjunto de tu dieta. Los aminoácidos, así como el resto de nutrientes, conforme los vamos comiendo se guardan en paquetitos que se llaman *pull,* que luego se usan conforme el organismo los va necesitando. Es decir, puedes comer lentejas y cenar arroz, y así harás una proteína completa aunque no hayas ingerido estos alimentos a la vez. Los alimentos vegetales que tienen proteínas completas son, entre otros, el tempeh, la soja, el tofu, la quinoa, el mijo, el amaranto, el teff, la semillas de chía, las semillas de cáñamo, las nueces, las almendras, el alga espirulina o la chlorella.

Es muy importante comer proteínas, pero pienso que se ingiere demasiada proteína animal, y lo peor es que pocas veces se acompañan de verduras. Normalmente es filete con patatas, pasta con carne, patatas fritas con huevo, etcétera. Pocas veces añadimos una buena cantidad de verduras cuando comemos proteínas, y no sabes la pena que me da porque los oligoelementos y minerales son la parte estructural de las proteínas; es decir, las proteínas necesitan de los minerales para poder realizar su función correctamente.

¿Es mejor ser vegano?

Pues como diría Pau Donés, depende. ¿De qué depende? Depende de hacer una dieta completa a lo largo del día.

Vaya por delante que yo no como carne roja ni blanca desde niña. Hace unos diez años que dejé de comer pescado. Bueno, lo como muy de vez en cuando, quizá un par de veces al año. Sí como huevos ecológicos prácticamente a diario. Pero mi no consumo de carnes no es una cuestión de alimento, lo hago porque no me gusta cómo se trata a los animales que se dedican al consumo. Me parece aberrante lo que se hace con ellos, y como no quiero formar parte de esa industria, pues no los como. Pero eso no quiere decir que la carne sea mala. La carne es buena, pero como en todo, hay que saber comerla y hay que saber prepararla para que te aporte salud, no para que te la quite.

Una de las mejores cosas que puedes hacer cuando comes carne es acompañarla siempre de una ensalada, aunque sea pequeña, verde y fresca. Sus nutrientes te facilitarán la digestión y evitarán que se formen en tu intestino sustancias malas como las nitrosaminas. Por otro lado, evita las carnes a la barbacoa o a la plancha muy hechas, porque las altas temperaturas y el fuego muy directo cambia sus propiedades nutritivas. Es mejor comer las carnes rojas casi crudas tipo *steack-tartare* o solomillo poco hecho, también te puedes decantar por los estofados a fuego lento de toda la vida. Una de las razones por las que estoy más a favor del chorizo de pueblo que del jamón york es porque este último se somete a grandes temperaturas. Pero sobre todo hay que ser precavidos con la cantidad que se consume.

Creo que fue el año pasado cuando la Organización Mundial de la Salud (OMS) alertó que el consumo de carne roja producía cáncer. Se montó un gran revuelo porque la gente, como suele pasar siempre, se quedó en el enunciado. En el titular. Y razón no le falta a la OMS. La carne cruda, sin antibióticos, ni hormonas, ni soja, ni maíz, ni pus, ni almidones modificados, no produce tan fácilmente estas enfermedades. El problema está en la carne que comemos actualmente, en cómo la preparamos y en la cantidad que ingerimos. Si comes carne de animales de pasto, que han tenido una vida feliz, y no más de dos o tres veces por semana, no pasa nada. El problema es que ingerimos productos cárnicos en prácticamente todas las comidas que hacemos al día. Con el pescado y los huevos pasa lo mismo. Si son pescados del mar, capturados de forma tradicional, no pasa nada, pero la mayoría de los pescados que consumes hoy en día están alimentados de maíz, soja, harinas y colorantes para que, por ejemplo, el salmón que te lleves a casa sea lo más naranja posible. Los huevos, lo mismo, tienen que ser ecológicos, y las gallinas deben comer lo que comían en mi aldea, no lo que les dan en esos infiernos. Y luego está la leche.

¿La leche es buena?

La leche es un alimento muy completo. Es rico en grasas, calcio, hidratos de carbono, minerales y vitaminas. Hasta aquí muy bien. Pero si la vemos en una pantalla más grande, observaremos que uno de los minerales que tiene en gran cantidad es el fósforo y este impide la absorción del calcio y del magnesio.

Hay poblaciones que nunca han dejado de consumir leche, como los escandinavos, pero hay otros, como los africanos, que la dejan de consumir cuando son pequeños.

Lo normal es ser intolerante a la lactosa porque es una enzima que vamos perdiendo conforme crecemos, a no ser que seas escandinavo. Y esto es porque se supone que ya no la vamos a necesitar para sobrevivir, pues ya no vamos a depender de la leche de nuestra madre. De hecho, el ternero cuando se hace mayor no bebe leche, come pasto.

Las proteínas de la leche son la caseína y la albúmina. La más problemática es la caseína porque también nos falta la enzima que la digiere. Además, como el pH que necesita es ácido, como el que tenemos en el estómago, se neutraliza, de manera que desde el estómago llega mal digerida al intestino, donde además, tiene un efecto adhesivo. Para que te hagas una idea del efecto adhesivo tan potente que tiene, es un ingrediente que se usa en un tipo de cola blanca que compramos en la ferretería para pegar cosas. Este efecto en nuestro intestino impide la absorción de otros nutrientes y puede causar dolor inespecífico, inflamación de los ganglios linfáticos, fatiga, además de tener un efecto de debilitamiento del propio intestino, haciéndolo a la larga más permeable. De esta manera facilita el paso de moléculas más grandes y, por esto, debilita también nuestro sistema inmunológico.

La leche tiene grasas saturadas, como el ácido araquidónico que, al igual que las grasas de las carnes, es precursor de las prostaglandinas tipo 2, precisamente las que más tenemos que vigilar porque enseguida se desmadran y nos sientan mal debido a que fomentan las inflamaciones.

Por si esto fuera poco, tampoco nos podemos olvidar del procesamiento de la leche. Antiguamente, cuando yo era pequeña, que tampoco es la prehistoria, la leche se vendía fresca en unas bolsitas de plástico que tenían que estar en la nevera y, una vez abiertas, había que consumirlas rápido. Pero hoy en día la compras en bricks en una estantería del súper. El procesamiento de la leche, aunque nos asegura que elimina los gérmenes, conlleva muchos pasos que le quitan un montón de propiedades:

— Se pasa por unos filtros para que las gotas de grasa sean más pequeñas y así sea más digerible, es lo que se llama la homogenización. Por eso, ya no se queda una capa gruesa encima.

— Luego está la higienización, que es la parte donde se matan todos los microorganismos que contiene y que nos podrían transmitir enfermedades.

— Por eso antiguamente nuestras madres la hervían antes de consumirla. Ahora esto se hace con la pasteurización. Se llama así porque fue Pasteur quien descubrió, en 1860, que si la leche hervía a 57 grados durante un cierto tiempo era suficiente para matar los bichos.

— Y queda la uperización o UHT, que es cuando se eleva la leche a temperaturas muchísimo más altas, pero durante menos tiempo, unos segundos. Esto es para que no pierda tanto sabor ni nutrientes.

Todo esto hace de la leche un alimento complicado. Por tanto, si la tomas, hazlo con mesura. Si no puedes prescindir de ella, te recomendaría beber leche de cabra cuya composición es más parecida a la humana.

Otra cosa diferente son los productos derivados de la leche, como el yogur o el queso. Estos son mejores porque ya están predigeridos. Por eso hay personas que no toleran la leche, pero sí el yogur o los quesos, a excepción de la leche cuajada porque no ha sido fermentada por ningún tipo de bacteria.

Si quieres beber leche porque tiene calcio, hay otros alimentos que te pueden sentar mejor y que tienen calcio mejor asimilable por el organismo. Por ejemplo, las semillas de sésamo tienen diez veces más calcio que la leche, el tahín (pasta que se elabora triturando las semillas para elaborar el hummus), la melaza, la algarroba, las almendras, las alubias, las sardinas, el brécol, las algas, las acelgas... Y si estás pensando en la osteoporosis, cada vez hay más estudios que certifican que esta enfermedad no es solo un problema con el calcio, sino que tiene que ver con un equilibrio electrolítico y con la acidificación.

Los hidratos de carbono

Dejamos las proteínas y pasamos a los hidratos de carbono. Estos nos los aportan las frutas, los cereales, las legumbres, las verduras, las hortalizas y los tubérculos.

Los hidratos de carbono son nutrientes energéticos. Son muy importantes para las células. Sin ellos no tendríamos la chispa para poner en marcha nuestra máquina porque de ellos obtenemos la glucosa, que es el combustible por excelencia de todas las células, sobre todo las del cerebro, los glóbulos rojos, la retina o el riñón.

Los hidratos son una familia numerosa. Así que los vamos a clasificar en dos grandes grupos. Los hidratos de carbono simples y los hidratos de carbono complejos.

— Los hidratos simples los encontramos en la leche, en el jarabe de glucosa, en las mermeladas y la miel. También en el azúcar de caña, en la remolacha, en la malta, en algunas frutas (como la uva), y en el azúcar común. Aunque estos últimos no son tan simples como los primeros.

— Los hidratos de carbono complejos, que son los que tienen «la cadena» muy larga, los encontramos en el almidón que está en las patatas, los cereales, las leguminosas o las raíces como puede ser la mandioca.

A nuestro organismo le gustan todos, pero no en la misma cantidad y asiduidad. Imagina que los azúcares unidos forman una cadena. Los simples son los que aportan energía rápidamente porque su «cadena» es tan corta que la podemos utilizar al instante, como es el caso de la fructosa que encontramos en las frutas, la lactosa de los lácteos y la glucosa que se utiliza para elaborar otros productos alimenticios, miel o frutas. Y los complejos son los que van liberando la glucosa poco a poco porque su cadena es tan larga que cuesta más tiempo desprenderla, por eso son estos los que más ayudan a fomentar la pérdida de peso de una manera mucho más fácil y llevadera que los simples.

Es una pena que los hidratos estén tan mal vistos. Yo sin ellos no soy persona porque son los que me dan energía. Pero ocurre lo de siempre, hay que saber utilizarlos ya que si no te puede pasar lo mismo que a Lorena.

Dieta con demasiado azúcar

Lorena es una chica de 36 años que vino a mi centro indignada y diciendo que tiraba la toalla. Estaba haciendo una dieta que le había funcionado muy bien, pero la iba a dejar porque estaba harta. Reconocía que estaba mejor que cuando la empezó, pero para ella suponía mucho sufrimiento y notaba que se estaba estancando. Como siempre, me senté con ella y tuvimos una charla para ver cómo eran su dieta y sus hábitos. Por la mañana, desayunaba un vaso de leche vegetal con dos galletas de avena. A media mañana, frutas con el zumo natural de frutas. Normalmente, en el almuerzo comía un poco de arroz o pasta con verduras; había dejado de comer carne. Cenaba una menestra de verduras con patatas y luego se tomaba una fruta. Casi nunca merendaba, pero si le entraban ganas de dulce, se tomaba otra galletita de avena, una onza de chocolate o se bajaba a la cafetería de la oficina y se tomaba una barrita de pan, con mermelada *light* y sin mantequilla.

Ella estaba tan segura de que hacía una buena dieta, que recuerdo que me hizo un comentario bastante habitual: «¿A que tú tampoco entiendes que no adelgace, Patricia?». Lorena cometía un gran error, pero un error que es común hoy en día, y era creer que así comía bien. Sin saberlo, Lorena estaba comiendo demasiado azúcar. El azúcar no solo está en lo «prohibido», también está en la comida corriente, incluso en la que nos venden como sana. Vamos a analizar la dieta de Lorena.

En el desayuno hay leche vegetal y galletas de avena. Las galletas sean de lo que sean, integrales o no, con azúcar o no, siempre hay que comerlas con moderación. Aunque las harinas que se utilicen para hacerlas sean de avena, de trigo o de espelta, siempre «engordan» más que el grano entero. ¿Por qué? Porque todo lo que se digiere de una forma rápida sube antes el nivel de azúcar en sangre y no sacia. Además, todas las galletas suelen llevar algún tipo de azúcar que hace que ese nivel de glucosa suba mucho más, y normalmente las grasas que llevan son trans, tipo palma y palmiste refinadas, y si no suelen llevar girasol, que para el caso es lo mismo. El aceite de girasol es muy bueno, pero a altas temperaturas se estropea y de ser bueno pasa a ser muy malo. Total, que el desayuno de Lorena es «aire», porque ni le sacia ni le llega para aguantar toda la mañana. Y no solo no aguanta, sino que tiene que picar algo para que no le dé un bajón.

A media mañana come fruta. La fruta tiene fructosa, un tipo de azúcar que no necesita insulina para pasar a la sangre, pero una vez que llega al hígado es este quien la tiene que metabolizar. Hace muchos años se puso de moda pensando que para las personas que tenían problemas con el azúcar era lo mejor, ya que el nivel de insulina se mantenía estable, pero luego se dieron cuenta de que no era del todo cierto. La fructosa en grandes cantidades «satura» mucho el hígado, por eso cuando comes mucha cantidad tienes flato. Lorena además de la fruta le ponía el zumo de fruta. Ella pensaba que lo hacía fenomenal, que era muy sano. Los zumos de fruta son agua con azúcar. Si en ese momento vas al gimnasio o al parque a hacer ejercicio, vale; pero si sigues sentado en tu despacho, mejor no. Por eso en lugar de zumo le recomendé batido, porque las fibras de la piel ralentizan esa subida de azúcar. Además, el batido mejor hacerlo con una fruta y más verduras, no solo de fruta.

En la comida, ese arroz común o pasta blanca es como azúcar. Al no tener ni fibra ni grasas porque se las han quitado en el refinado, lo único que queda es el almidón del arroz, que no es otra cosa que un montón de azúcares simples unidos. Al acompañarlo solo de verduras cocidas o salteadas, ese pico de insulina tampoco se le equilibra. Otra cosa muy distinta sería si le pusiese aceite de oliva o de coco, mantequilla, semillas o algún fruto seco o unas verduras crudas, porque ayudarían a ralentizar la salida de glucosa.

A media tarde, con la tostada de pan blanco pasa lo mismo que con el arroz, y además le pone mermelada, aunque sea *light,* en lugar de grasas como podrían ser las del aguacate o mantequilla. Estas grasas serían mucho más efectivas para retrasar el pico de azúcar porque ayudan a retrasar el vaciado de la comida del estómago, lo que hace que nos sintamos saciados durante más tiempo. Además, sus grasas no son tan malas como las pintan.

En la cena con las patatas hervidas, lo mismo. Las patatas son muy buen alimento, pero si solo las mezclas con verduras cocidas, mejor comerlas con piel, muy bien lavadas, y no muy calientes.

Si te das cuenta, la dieta es muy común. No tiene nada de extraño y parece bastante saludable, pero es una dieta que si la mantiene en el tiempo no trae nada bueno, para personas que, como Lorena, engordan con facilidad.

Carbohidratos de calidad

Como te he contado unas líneas más arriba, los hidratos, a grandes rasgos, se pueden clasificar en simples, los de absorción rápida, y en complejos, los de absorción más lenta. Lorena se alimenta de hidratos que se asimilan muy fácilmente, como el pan, la fruta, el arroz o la patata. Por eso, cada vez le cuesta más adelgazar, aunque no ingiera muchas calorías, y lleva peor la ansiedad que tiene.

Esto le pasa también porque para poder utilizar las harinas refinadas, el cuerpo necesita sacar de su banco de vitaminas y minerales, vitaminas del grupo B, calcio y magnesio, entre otros. Las primeras son imprescindibles para nuestra estabilidad mental, sobre todo la B3, que nos ayuda a economizar el triptófano, la antesala de la serotonina, y la B5, que es muy importante para que esos azúcares se puedan utilizar eficazmente para tener energía. El calcio es necesario para una buena contracción cardiaca, y el magnesio, para una buena estabilidad muscular.

Y así, todos los días de su vida y varias veces al día. Normal que Lorena quiera tirar la toalla porque su alimentación hace que cada vez esté más nerviosa. Es lógico porque también estaba destrozando su flora intestinal. Todos tenemos que cuidarla, pero las mujeres, por tener más estrógenos que los hombres, más todavía, ya que el estrés repercute en ellos. Los estrógenos, como todas las hormonas, envejecen y hay que cambiarlos, se tienen que eliminar para reemplazarlos por unos nuevos. En ese cambio interviene el hígado, que es el encargado de eliminar todo lo que no se quiere. Y esto supone un proceso complicado; no es abrir conductos y hasta luego, no. Para eliminar los estrógenos, necesitamos un ácido que se llama ácido glucurónico, pero si la flora intestinal está mal, la eliminación no se produce del todo porque la enzima que lo activa, la glucuronidasa, no se pone en marcha, y entonces el estrógeno es reabsorbido. En las mujeres, por ejemplo, se manifiesta con un síndrome premenstrual muy marcado que puede derivar en ovario poliquístico o endometriosis. No digo que este sea el único motivo, pero sí que muchas veces está relacionado con la dieta y las bacterias intestinales.

¿Qué le recomendé a Lorena? Pues algunos cambios que le iban a aportar carbohidratos de mejor calidad. Un desayuno a base de tostada de pan integral o copos de avena, porque además de energía le van a aportar minerales, vitaminas y fibra; con aguacate, que tiene aceite; y semillas que tienen fibra, enzimas, vitaminas, minerales y ácidos grasos.

Para la comida, el arroz que toma habitualmente, pero con ghee o aceite de oliva o de coco, con algunas verduras salteadas y otras muy poco hechas o crudas y algún fruto seco o un poco de legumbre. Aunque también le recomendé que variara el tipo de arroz con el que cocinase la receta, que incluyera el arroz basmati, el arroz rojo o el salvaje y que incluyera otros cereales integrales como la cebada o la espelta.

En la cena, huevos, que le aportan grasa, y si quiere patata, con piel y no muy caliente. Me preguntó que qué tomaba a media mañana y para merendar. Le dije: «Come esto que te he dicho, te aseguro que ni a media mañana ni a media tarde, el cuerpo te va a pedir de nada». En la revisión de los quince días, Lorena vino encantada. Le había costado los cuatro primeros días porque tenía un poquito de «síndrome de abstinencia» con el azúcar, pero ahora se encontraba fenomenal. Notaba que se había deshinchado y además se había acabado lo de picar entre horas.

¿El azúcar totalmente prohibida?

¡No! Así de rotundo te lo digo. Ahora empiezan los matices. Se puede comer azúcar, pero sabiendo de qué tipo y en qué momento. Una forma muy efectiva para poder identificarla es teniendo en cuenta dos aspectos:
— Primero, su alto índice glucémico.
— Segundo, la carga glucémica.

Al principio, esto nos parece un rollo, pero en cuanto nos familiarizamos con estas dos cosas, podemos comer lo que queramos y siempre utilizando la comida a favor.

El *índice glucémico* es la medida en que los alimentos elevan la glucemia o azúcar en sangre. El índice glucémico puede ser alto, medio o bajo.

—Los de *índice glucémico alto* deberían ser como los primos lejanos, esos que vemos solo en las fiestas y si no los vemos, casi que mejor. Es el tipo de azúcar que hace que seamos propensos a ganar peso con mucha facilidad, pudiendo llegar a la obesidad. Pero eso no es lo peor, también están muy implicados en algo más grave, como la resistencia a la insulina o a la diabetes tipo 2. Estos son como un ex, que llega sin avisar y te desarma tu vida en un santiamén.

Hay que tener cuidado porque puedes no ver venir los problemas y cuando vas al médico, te lo suelta de repente. No los ves venir porque los órganos no duelen hasta que no están muy mal. No vas a notar que tu páncreas sufre si comes chuches, caramelos, arroz blanco, maíz inflado, harinas refinadas, refrescos u otros alimentos a los que no deberíamos acercarnos a diario. Por eso es siempre recomendable leer la etiqueta y huir del jarabe de maíz o glucosa. Este problema ayuda a que tu cuerpo se debilite poco a poco y seas más propenso a los trastornos cardiovasculares o neurológicos, por poner un ejemplo. Tener problemas con la insulina es estar a las puertas de muchas enfermedades, ya que tanto ella como su «padre», el páncreas, son imprescindibles para que todo funcione correctamente.

—Luego están los de *índice glucémico medio*. Estos son tus vecinos más próximos, los que ves todos los días, pero en momentos puntuales. Aquí, hablaríamos de los cereales integrales, las legumbres, los plátanos, el chocolate, la miel, por citar algunos.

—Y luego están los de *índice glucémico bajo*. Estos son los de la familia, a los que tenemos que tratar a diario. Son los frutos secos, las verduras de hoja verde, y algunas frutas, como el pomelo o la manzana, entre otros.

Ahora vamos a hablar de la *carga glucémica*, que es mucho más aproximada, pero tienes que hacer las cuentas, así que vete sacando la calculadora. Se halla dividiendo el índice glucémico del alimento por cien y multiplicando por la cantidad en gramos de hidratos de carbono que comes; es lo que pesa la porción que te vas a comer. También tiene tres categorías: alta, media y baja.

Estas tablas las puedes encontrar en internet muy fácilmente y te ayudarán a controlar tu nivel de azúcar de una manera muy fácil. Esta forma de medir es más exacta porque tiene en cuenta la cantidad que comes. El índice glucémico siempre se mide en cien gramos. Sin embargo, la carga glucémica tiene en cuenta la variabilidad que aporta al resultado la cantidad que te tomas.

Por ejemplo, una onza de chocolate sube mucho el nivel de azúcar en sangre, pero si solo pruebas una, no pasa nada. Otra cosa es si te comes media tableta. Otro ejemplo más común, el pan blanco. El pan blanco tiene una carga glucémica altísima, de 95, pero una ración es de nivel medio, unos 15. Te doy un consejo, los platos de pasta blanca es mejor dejarlos solo para los días que tengas actividad física porque te va a ayudar a rellenar las despensas de azúcar. Con lo que acabo de decir tampoco es cuestión de estar obsesionado, utilizando la calculadora a cada rato, pero para empezar sí es recomendable que veas estas tablas para familiarizarte con los alimentos que puedes comer a diario y los que no.

Después de lo que te he dicho, lo más normal es cogerle miedo al azúcar porque puede ser más peligrosa de lo que creemos, pero lo que hay que tener es mucho respeto a este tema. Yo lo que recomiendo a quienes me vienen a ver es que si les gusta la bollería que se la hagan ellos y que nunca la compren industrial porque son verdaderas bombas para el organismo. Y lo más importante, como te he dicho antes, es saber comerla. Lo que debemos tener claro es que si ingerimos alimentos de elevado índice glucémico y queremos ralentizar esos picos de azúcar que nos dan, lo que tenemos que hacer es comerlos «bien». No es lo mismo comer fruta sola, que sube mucho el azúcar, que si la tomamos mezclada con frutos secos. Estos, al tener más grasa, ayudan a ralentizar la subida o pico de azúcar.

Trucos para comer hidratos

Te voy a dar más trucos que te van a venir muy bien para frenar la subida de glucosa en sangre.

— *Aportar fibra a la comida.* Si no estás acostumbrado a los cereales integrales puedes mezclarlos. Mezcla parte de alimento refinado y parte de alimento integral. Por ejemplo, arroz blanco con arroz integral. Hay que cocinarlos por separado porque el tiempo de cocción es diferente, pero se pueden comer juntos. Compra panes integrales artesanos (de los de verdad, no a los que se les añaden fibras o salvados).

— *No cocer demasiado los alimentos.* Por ejemplo, dejar siempre la pasta al dente; comer las patatas no muy calientes, al igual que el arroz. Si está muy cocida, es más fácil que atraviese las compuertas y llegue antes a la sangre. De hecho, uno de los motivos de cocinar los alimentos es favorecer, además de la palatabilidad y el sabor, las digestiones porque rompen las fibras y estructuras más resistentes.

— *Siempre mejor comer entero el alimento.* Por ejemplo, comer grano de arroz o de espelta en lugar de fideos.

— *Comer grasa o aceites.* La grasa ralentiza mucho la digestión, por eso las comidas altas en grasa son más pesadas. Por ejemplo, añade frutos secos, aceite de oliva, aceitunas, aceite de coco o aguacate, ghee o mantequilla ecológica.

— *Añadir semillas*. Para mí las semillas son un básico. Tengo de todas en casa: chía, lino, sésamo, sésamo negro, cáñamo, amapola...

Hoy en día, también existen muchas alternativas al azúcar que son más sanas. Te digo algunas por si quieres probar el cambio.

— La panela y el azúcar integral de caña. Se obtiene a partir de la cristalización del jugo de la caña de azúcar sin procesar. Es rico en hierro y calcio.

— La miel. Aunque es muy buena, no se debe abusar de su consumo. La miel sí que tiene que ser siempre ecológica, sin procesar y sin calentar a altas temperaturas porque si no se vuelve tóxica. Tiene glucosa, fructosa y sacarosa, pero también vitaminas del grupo B y vitamina C, además de setenta sustancias con capacidades medicinales y antisépticas, como el ácido fórmico o succínico. Es rica en enzimas y minerales, como el hierro, el potasio y el magnesio.

— La melaza. Es el producto restante de la elaboración de la caña de azúcar o de la remolacha azucarera. Se ha demostrado que tiene muchas propiedades en contra de la osteoporosis y de la anemia.

Tiene vitamina B6, calcio, magnesio, hierro y potasio. Buena para las alteraciones de la piel y las uñas.

—La estevia. Es una planta dulce. Ayuda a regular la glucemia en diabéticos, pero esto lo hace la hoja, no los subproductos que llevan estevia.

—Las frutas, solo las de temporada. Tienen vitaminas como la C, betacarotenos, antioxidantes, potasio, magnesio y fibra soluble como las pectinas.

¿De verdad que me vas a quitar la fruta?

Como te he dicho antes, todos los alimentos pueden ser buenos o malos, según como te sienten. La fruta es un alimento buenísimo para mucha gente, pero para otras personas quizá no sea la mejor elección para encontrarse bien o para conseguir el objetivo que se han propuesto. Para explicarme mejor, te cuento el caso de Ana, una chica que viene a mi centro.

Ana tiene 44 años y recuerdo que la primera vez que vino me dijo que desde que era pequeña no se había puesto un biquini porque le daba vergüenza enseñar su cuerpo. Ella tenía muy claro que eso nunca lo iba a hacer porque ya había hecho miles de dietas y no lo había conseguido. Así que su objetivo ya era encontrarse bien, dando por perdido su físico.

A mí estos retos me motivan especialmente. Conozco bien el cuerpo humano y sé que si te lo tomas en serio y eres fiel a ti mismo, lo puedes conseguir. A Ana le dije que yo estaba segura de que se iba a encontrar mejor y que lo de ponerse biquini iba a depender de sus gustos a la hora de elegir traje de baño, no de su cuerpo. Lo único que le pedí fue paciencia y confianza, primero en ella y luego en mí.

Cuando alguien come muy mal y tiene hábitos malos, cualquier pequeño cambio en positivo supone un gran avance. De hecho, hay que empezar con pequeños cambios porque a lo grande es muy complicado. Recuerdo lo que le dijo el quiropráctico a Luis. Él le dijo una cosa que le hizo ver muy clara su recuperación: «Llevas veinte años con una mala postura, no pretendas recuperarla en quince días». Así es. Estos ligeros cambios, por muy pequeños que sean, no hay que subestimarlos. Siempre hay que reforzar en positivo porque eso da fuerzas y ganas para continuar. Yo esto fue lo primero que le pedí a Ana, porque ella era una persona que se reforzaba mucho pero en negativo. Es decir, estaba más pendiente de lo que hacía mal que de lo que hacía bien.

Empezamos, como suelo hacer siempre, no con cambios en lo que comía, sino en su forma de comer. Lo primero que hicimos fue ordenar lo que comía. Solo con esos cambios ya iba a notar algo, y si además añadíamos más masticación y cumplimiento de horarios, el resultado iba a ser mejor. Pero el caso de Ana requería una aproximación «sutil» porque tenía muchísima retención de líquidos, sobre todo en la espalda y en las caderas, y tendía a venirse abajo muy rápidamente. Repasando su dieta diaria, detecté que comía fruta por la tarde todos los días y a veces la cenaba. Eso se lo tuve que cambiar y me costó mucho convencerla. No se podía creer que le fuese a quitar la fruta porque le parecía el alimento más sano que había. No le quité la fruta del todo, pero se la cambié de horario. Solo le dejé tomarla en ayunas o a media mañana, sin mezclar, y tampoco demasiada cantidad. Totalmente prohibida por la noche. Ahora te explico el porqué.

Efectos secundarios de la fruta

La fruta tiene muchas vitaminas y elementos fitoquímicos que, aunque no son nutrientes en sí mismos, son muy importantes porque potencian el efecto de las vitaminas, por eso debemos incluirla en nuestra dieta. Pero la fruta también tiene fructosa, y si consumes mucha cantidad, esta puede transformarse en triglicéridos o ácido úrico. Mucha gente me dice:

«Pero si yo no como grasas, ¿por qué tengo altos los triglicéridos?». Puede ser porque si no consumes el excedente de azúcar que tomas, posiblemente se acabe convirtiendo en triglicéridos, y si abusas de la fructosa, podría convertirse en ácido úrico. Además, la fruta puede darte gases, hinchazón, diarrea y malestar. Pero lo peor es que afecta a tu estado de ánimo porque el triptófano, un aminoácido imprescindible para generar serotonina, entra con glucosa al cerebro, y si hay demasiada fructosa en el intestino, las enzimas de este se saturan y al final no pasan.

Hay gente que tiene intolerancia a la fructosa. Aunque la mayoría de las veces es por mala alimentación o exceso de la misma. También hay personas que no la pueden tolerar genéticamente, pero estas son las menos. Hay gente que tolera poca cantidad porque no tiene enzimas suficientes para digerir toda la que le gustaría y sus transportadores, los GLUT5, se saturan. Cuando digo un exceso de fructosa, no me refiero solamente a que comas mucha cantidad de fruta. Date cuenta de que la fructosa es un tipo de azúcar barata y se la echan a todo porque se juega muchas veces con que es más sana. Es increíble, pero la puedes encontrar en las patatas fritas de bolsa, en el képchut, en los yogures con fruta, incluso en las salsas de comida preparada.

Termino de hablar de la fructosa, como me gusta hacerlo de casi todos los alimentos: se puede consumir fruta, pero hay que tomarla «bien».

Las grasas

La mayoría de la gente cuando oye la palabra «grasa» piensa en engordar. Las grasas no las quieren ver ni por asomo. Pues al igual que los hidratos, hay grasas muy buenas y grasas muy malas. De hecho, antes de hablar sobre las grasas, deberíamos ponernos todos en pie y aplaudir para darles las gracias porque con su ayuda hemos podido evolucionar y tener este cerebro tan privilegiado.

Las grasas nos las aportan los aceites de frutas o semillas como las aceitunas, el coco, el aguacate, las pipas de girasol, las de calabaza, de sésamo o lino y los aceites que se extraen de estos, como el aceite de oliva, el de coco, el de cáñamo, etcétera. También aportan grasas las carnes, los pescados, los huevos, los lácteos o los frutos secos.

Las grasas tienen varias funciones:

— Nos protegen de los impactos y nos aíslan del frío.

— Tienen una función estructural, ni más ni menos que de nuestro cerebro, que es un 70 por ciento grasa del intestino. Además, forman el 50 por ciento de algo tan importante como es la membrana celular o citoplasma, y no solo de la membrana externa, sino de la interna, la de las organelas o habitaciones de las células.

— También tienen una acción reguladora porque muchas hormonas derivan de ellas, como las hormonas sexuales o los corticoides y también son parte del sistema inmune.

— Son imprescindibles para absorber y sintetizar las vitaminas liposolubles, como la A, E, D y K.

— Y una función energética. Las grasas son uno de los combustibles favoritos de nuestro metabolismo.

Quizá esta es la parte más famosa de las grasas, pero todas son importantes. Así que cuando las comas, no pienses solo en los «michelines».

Su importancia va más allá, de hecho, son imprescindibles para la vida porque son parte del surfactante pulmonar, una sustancia muy importante que está en los alveolos pulmonares. Aquí son tan beneficiosas las grasas que las tiene de varios tipos, en forma de fosfolípidos o ácido palmítico, y tiene también proteínas. A nosotros, dicho así, el surfactante no nos dice mucho, pero para los bebés es fundamental. No salen de la tripa de su madre hasta que no está en un estado óptimo en el pulmón para que no se colapsen.

Las grasas también permiten la absorción de calcio en el miocardio cardiaco. Y son, en definitiva, la envoltura para que nuestras células no se desparramen y funcionen bien. Si no estuvieran, sería como si la pared de casa o la chapa de tu coche no existieran; son las que ayudan a delimitar el tamaño y forma de las células.

Además, las grasas no pueden faltar en el plato porque nos aportan algo fundamental a la hora de comer: la palatabilidad, que es esa sensación de cremosidad que con tanto éxito trabajan los ingenieros que hacen los *snacks* o la comida preparada, y el brillo. Un plato tiene que ser bonito y apetecible siempre. A pesar de ser tan importantes para nosotros, se siguen vendiendo productos *light* y bajos en grasa, y la gente los sigue comprando como si fueran la panacea a todos nuestros males.

El espejismo de los productos 'light'

Un consumidor de ese tipo era mi amigo Víctor, 32 años, que un día vino a verme al centro de naturopatía. Él compraba de todo, eso sí, «bajo en grasas», *light*, dando por hecho que no engordaban o que eran mejores que los otros alimentos que tenían la grasa. Es posible que algunos de los productos que consumía fuesen más bajos en grasa, pero te aseguro que eran mucho peores para la salud.

Víctor tenía pavor a las grasas porque, según él: «Siempre he sido gordito y me tengo que controlar un montón». Por no comer, no se comía ni la yema del huevo porque decía que «era todo colesterol, y el colesterol es muy malo, Patricia».

Este tipo de mensajes están implantados en mucha gente porque hace unos años se decía eso. Los estudios nos aconsejaban huir de las grasas porque eran muy malas. Ellas eran las causantes de la mayoría de las enfermedades cardiovasculares en el mundo. Este tipo de mensajes se iniciaron hacia 1953. Ancel Keys, de la Universidad de Minnesota, después de mucho estudiar llegó a la conclusión de que la grasa saturada de la dieta aumentaba los niveles de colesterol en sangre y esto hacía que se acumulasen depósitos de grasa y colesterol en las arterias en forma de placas, formando ateromas, y dando lugar a la aterosclerosis.

Se relacionaron las grasas con las muertes por infarto, pero el estudio sobre las grasas no ha parado, y las conclusiones a las que llega la ciencia actualmente son bien distintas. De hecho, se consumen más productos *light* que nunca y este tipo de enfermedades sigue estando en los primeros puestos, pero hoy en día el mensaje de los que más saben tiene muchos matices respecto a las grasas. Antes no se comía aguacate y ahora somos todos adictos. Voy a intentar explicarte por qué.

Las grasas animales y vegetales

Hay muchos tipos de grasas. Se clasifican de diferentes formas, pero nosotros vamos a la simple. Las grasas animales y las grasas vegetales. Hay algo fundamental que las diferencia: unas son sólidas, y otras, líquidas. Esto que parece una tontería es como las velas en una tarta de cumpleaños. Puedes tener tarta, pero como no haya velas..., ya no es una tarta de cumpleaños.

Para explicar esto tan simple, pero tan importante a la vez, necesito ir más atrás. Hay muchos tipos de grasas o lípidos y hacen muchas funciones diferentes.

Están las formadas por los triglicéridos, y se llaman así porque tienen tres ácidos grasos, que serían como los aminoácidos de las proteínas, y glicerol, una molécula fundamental para que los ácidos grasos puedan estar juntos.

También hay otras grasas que están formadas por otro tipo de lípidos complejos, como los fosfolípidos, el colesterol, las ceras, las vitaminas liposolubles, etcétera. Toda la familia de los lípidos tiene funciones diferentes.

Por ejemplo, los triglicéridos son capaces de almacenar mucha energía, así que ya sabes de qué está compuesto mayoritariamente tu «michelín». Envuelto por la membrana celular está el citoplasma donde hay muchos fosfolípidos, colesterol y glucolípidos (que son grasas unidas a azúcares). Las grasas son muy importantes para las comunicaciones celulares.

Otro dato muy importante, la vitamina D, hoy en día ya considerada hormona, también depende de las grasas. Y algo fundamental, el cerebro, al igual que el intestino, es grasa. Si no comemos grasa, ambos se hacen demasiado permeables, pues la grasa es un aislante. Y si el intestino no está en buen estado, tendremos una mala absorción de nutrientes, nuestra inmunidad estará despistada y toleraremos mal los alimentos.

Las grasas animales mayoritariamente son saturadas, y las vegetales, insaturadas. Las primeras forman parte de la estructura de la célula y su función principal es suministrar energía. Si hay exceso, se acumulan en el tejido adiposo en forma de michelín o celulitis. Nos las aportan las carnes grasas y sus derivados, los lácteos, el queso, la mantequilla y en general las grasas *trans* y procesadas. Como ves, son todas de origen animal, aunque aquí también se incluye el aceite de coco y de palma. Ambos, sobre todo el primero, muy beneficiosos para la salud.

El aceite de coco, aunque es vegetal, tiene grasa saturada, pero si por algo se hizo famoso es porque tiene triglicéridos de cadena media (que también se encuentran en la leche materna), un tipo de grasa que al ingerirla se transforma en energía antes de llegar al michelín, por eso se ha puesto de moda para bajar de peso, porque ayuda a que nuestro metabolismo sea más eficaz. También es un tipo de grasa muy buena para el cerebro, ya que los cuerpos cetónicos que forma son uno de sus alimentos favoritos. De hecho, hay estudios sobre el alzhéimer o la epilepsia con muy buenos resultados. Lo componen ciertos ácidos grasos, como el ácido butírico, que alimentan a las células del intestino, especialmente a las del colon, y no le falta ácido láurico, que ayuda a que la tiroides trabaje bien. Además, cuando lo comemos por acción de nuestras enzimas forma otro tipo de grasa, la monolaurina, que ayuda a que las bacterias, los hongos o los virus no campen a sus anchas en nuestro organismo. Eso sí, para que todo esto ocurra ha de ser aceite sin refinar y crudo.

Lo mismo sucede con el de palma, aunque tiene muchos ácidos grasos. Es un buen aceite si no es refinado, pero yo nunca lo consumo porque por su comercialización se está desforestando parte del Amazonas. Este tipo de grasa se utiliza mucho en productos envasados porque al refinarlo a la industria le cunde mucho su uso, ya que es barato y además no da sabor, pero sí mucha cremosidad. Así que lo meten en todo, desde la comida pasando por los cosméticos, hasta los biocombustibles, productos de limpieza, etcétera. Todos los aceites cuando son refinados son perjudiciales para la salud, por eso lee siempre las etiquetas.

Las grasas vegetales son las insaturadas, a excepción, como acabamos de ver, del aceite de coco y el de palma. Y otra excepción, porque los aceites del pescado azul también son insaturados. Los aceites de pescado como los de la caballa, el atún, el salmón, las anchoas, las sardinas o el arenque son ricos en omega 3. También el bacalao, aunque es un pescado que se considera blanco, tiene omega 3.

Los omegas

Las grasas pueden ser saturadas o insaturadas dependiendo del tamaño de la cadena y de sus enlaces o uniones.

Las grasas saturadas son grandes y sus enlaces están todos unidos, como si se mantuvieran unidos por «una mano» o por una cadena. Las encontramos en el aceite de coco, las carnes, la palma, la leche o la mantequilla.

Las grasas insaturadas tienen dobles enlaces. Están unidas por las dos manos. Hay cadenas muy largas y cadenas más cortas. Están en este grupo las monoinsaturadas, como las de la mantequilla, el aceite de oliva o el ghee, y luego están las poliinsaturadas, que son los «famosos» omegas esenciales para el crecimiento, el desarrollo y la reparación de las membranas de todas las células del organismo. Son tan importantes que de ellos depende el intercambio de nutrientes en las células porque las ayuda a ser más flexibles y fluidas, ya que si estuvieran duras y rígidas el intercambio no se produciría con tanta facilidad.

Con los omegas nos pasa como con algunas vitaminas o aminoácidos, no los sabemos producir. Por eso es tan importante incluirlos en la dieta. Esta grasa tan importante es el omega 3 o ácido linolénico.

El omega 3 es muy famoso, pero sigue sin utilizarse tanto como deberíamos. Tiene un primo que es muy famoso también: se llama omega 6 o ácido linoleico. Luego hay otros en la familia numerosa que estos forman, como el ácido oleico u omega 9, el ácido alfa lipoico o ALA o el omega 7, el ácido palmitoleico, que se obtiene de la planta espino amarillo y es ideal para la piel.

El omega 3 es el rey. El faraón. El indispensable. Lo tenemos que comer sí o sí. Se encuentra en las semillas de lino, de chía, de cáñamo, en el krill y en los pescados azules, como el salmón, el atún, la sardina, la caballa, la melva, el arenque, el bacalao, y en las algas.

— Es uno de los antiinflamatorios más eficaces que podemos darle a nuestro organismo y también es cardioprotector porque ayuda a los macrófagos, unas células inmunitarias que se comen sustancias malas que viajan por nuestro organismo.

— Limpian las placas de proteína glicada, que es la que se adhiere a la pared arterial formando ateromas, y si lo tomamos con vitamina D3 también nos ayuda a regular las grasas (por ejemplo, a que el hígado forme triglicéridos o colesterol) y el índice glucémico.

— El omega 3 de pescado además forma EPA y DHA, ambos antiinflamatorios muy potentes. El

EPA mejora la rigidez arterial, estimula el sistema inmunológico, mejora la resistencia a la insulina, favorece la circulación sanguínea, ayuda al correcto funcionamiento del cerebro regulando el diálogo de las neuronas... Los dos son muy importantes en el desarrollo del feto, y, de hecho, las leches artificiales para lactantes han de tenerlos incluidos para el desarrollo del niño. También ayudan a controlar el estrés mental, como la hiperactividad. Son tan buenos que ya los podemos comprar aislados. El EPA en general se usa más como antiinflamatorio; el DHA nos protege especialmente el cerebro y la retina.

El omega 6, como hemos visto, también tiene su nombre, el ácido linoleico, y es tan conocido y consumido como el omega 3. Este nos ayuda a regular las hormonas, entre otras cosas. Se encuentra en el aguacate, las carnes grasas, los lácteos, las pipas de girasol, el maíz, la borraja, la onagra, los frutos secos, los sesos y los riñones, entre otros. Este es un tipo de aceite muy bueno, pero depende también de la cara por donde lo mires. Es decir, depende mucho de su uso y su abuso, porque puede llegar a ser muy malo, ya que aunque ayuda a formar omega 3, también tiene un potencial proinflamatorio elevado al formar el ácido araquidónico.

Omega 3 y omega 6, dos primos adolescentes

Los omegas 3 y 6 tienen muchos efectos terapéuticos. Por ejemplo, forman nuevas membranas celulares, son parte fundamental del sistema nervioso, evitan el deterioro mental y tienen capacidad antiinflamatoria intestinal, entre otras muchas propiedades.

Una de las más importantes es que este tipo de grasas regulan unas sustancias químicas llamadas prostaglandinas. Estas sustancias, resumiéndolo mucho, se parecen a las hormonas, pero no son tan viajeras, su recorrido es más «de cercanías», pero con una potente actividad biológica, ya que modulan muchas funciones en el cuerpo al ser mediadoras del mensaje de las hormonas. Pueden fomentar la inflamación, el dolor, la regulación inmune, los dolores articulares, o todo lo contrario. Las hay de muchos tipos, pero se engloban en tres familias importantes: Pg1, Pg2 y Pg3. Tenemos que tener de las tres, pero de manera equilibrada.

— La Pg1 y Pg3 son antiinflamatorias y son las «buenas», inhiben la agregación plaquetaria, aumentan las defensas, intervienen en el comportamiento psíquico y protegen de los tóxicos, entre otras muchas funciones.

— Y luego están las de la familia Pg2: son proinflamatorias, disminuyen la secreción del jugo gástrico y aumentan la contracción del músculo liso, entre otras cosas. Debemos tenerlas controladas porque sus efectos, si se mantienen por periodos largos, no son nada beneficiosos.

Pero, como siempre, todo depende del equilibrio. Tenemos que consumir los dos tipos de omega, pero el problema es que actualmente se consume demasiada cantidad de omega 6, que es el que fomenta las inflamaciones con la ayuda de las Pg2. Por eso, para controlar sus efectos es bueno disminuir el consumo de carnes grasas, lácteos o aceites vegetales como el de maíz porque si tomamos demasiado omega 6 tendremos poco, aunque lo consumamos, omega 3. Es decir, para sentir los efectos del omega 3, hay que consumir poco omega 6. Esto pasa porque los dos utilizan la misma enzima en su ruta metabólica, la delta-6-desaturasa, y al final gana el que hay en más cantidad. Son como primos adolescentes, que lo que quiere uno, también lo quiere el otro. Quieren tener los dos la misma novia, y la novia no se puede desdoblar. O se va con el omega 3 o con el omega 6.

Ambos son importantes para nosotros, pero ten en cuenta que el omega 6 está por todas partes. Por tanto, hay una clara desventaja entre uno y otro, que aumenta si no comemos verduras de hoja verde. Estas verduras, por las sustancias que contienen, ayudan a que el omega 3 sea más efectivo. Esta desventaja nos lleva, si abusamos, a la inflamación, que hace que aumenten los radicales libres como el oxígeno reactivo, radical libre muy malo que implica problemas cardiovasculares y cerebrales; crecen también las citoquinas, un tipo de proteínas inflamatorias; favorecen la deshidratación celular, por lo que aumentan el envejecimiento, etcétera. Además, hay que tener en cuenta, que cada día comemos más metales pesados que son bloqueadores de muchas funciones, entre otras el de esta enzima, ayudando así todavía más al omega 6 ya que está en mayoría. Por eso, si utilizamos aceite de borraja o de onagra durante un tiempo prolongado —que tiene una gran cantidad de omega 6 y lo suelen usar bastantes mujeres porque tiene beneficios sobre el síndrome premestrual—, es recomendable añadir el omega 3.

¿Qué son las lipoproteínas?

Te quiero hablar de este tipo de grasas porque conocerlas es importante para que te puedas cuidar. Antes he comentado que hay proteínas que son como coches, que transportan cosas. Las que llevan grasas o ácidos grasos, colesterol y vitaminas liposolubles se llaman lipoproteínas. Las grasas las necesitan porque no pueden viajar solas, pues no son solubles en agua y nuestras «calles» no son de asfalto, sino de agua. Por tanto, las grasas siempre van en algo, como cuando vas por los canales de Venecia que necesitas una góndola. La proteína es la góndola y lo que hay dentro es la grasa.

Estas góndolas, también llamadas lipoproteínas, le dan muchos quebraderos de cabeza a muchas personas porque se descontrolan rápido y si no las mantienes en perfecto estado, el resultado puede ser catastrófico. Porque dependiendo de lo que transporte la góndola, harán algo bueno o algo no tan bueno. Y como la carcasa de la «góndola» es muy efectiva porque aguanta mucho peso y no le entra nada de agua, puede llevar muchas cosas distintas. Es la cantidad de los lípidos, ácidos grasos, colesterol, triglicéridos o fosfolípidos, es decir, de las grasas y proteínas que lleve, la que determina la densidad de la partícula.

Todo empieza en el intestino. Cuando comes grasas para que puedan llegar al hígado y este se haga cargo de ellas, tienen que ir empaquetadas en «góndolas». Las que salen del intestino se llaman quilomicrones, que son los que transportan la grasa de la dieta por la linfa, y luego cuando los quilomicrones llegan al hígado, salen de este en unas «góndolas» llamadas VLDL y transportan la grasa que se ha elaborado en ese órgano para ir hacia los tejidos por la sangre a través del conducto torácico. Estas góndolas tienen una densidad muy baja porque contienen más grasas que proteínas, es decir, pesan bastante. Después se convierten en LDL, estas ya te suenan un poco más, es lo que se llama colesterol malo. Las hace el hígado para mandar grasa donde se necesita. También está la HDL que hace otras cosas, como captar colesterol de los tejidos y llevarlo, si ya no se necesita, hacia el hígado. Por eso, a las primeras se las llama colesterol malo, porque van hacia dentro, y al HDL, colesterol bueno, porque va hacia fuera. Pero los dos son importantes para nosotros.

Que tengas más de uno o de otro depende de tu dieta, sobre todo del tipo y cantidad de grasa y azúcar que consumas, y de tus hábitos de vida como fumar, hacer o no deporte, de cómo cocines los alimentos, etcétera.

En situaciones normales se tiene que dar todo, pero lo que lo desequilibra es la cantidad, que viene dada mayoritariamente por la ingesta y no solo de grasa, sino de azúcar también.

¿Todo es culpa del colesterol?

A mi amigo Víctor el colesterol le caía fatal. No me extraña porque está un poco defenestrado, cosa que me parece injusta totalmente, ya que las neuronas lo necesitan para nutrirse porque interviene en la formación de nuevas conexiones neuronales, las sinapsis. También forma parte de una «grasita» que hay en el cuerpo de las neuronas llamada vaina de mielina y que es la responsable de que la información llegue muy rápido al cerebro. Si nos falta, podemos tener verdaderos problemas porque la información tardaría demasiado tiempo. También es antioxidante, precursor de hormonas esteroideas y de la vitamina D, y es un componente esencial de las sales biliares, imprescindibles para que podamos absorber la grasa.

Así que no le tengas miedo al colesterol. El problema no es con este colesterol, que es el que produce el cuerpo, es el que le metemos nosotros con algunos alimentos, que es bien distinto. Por ejemplo, nos excedemos con el que se encuentra en las carnes grasas, en los quesos grasos y en la comida envasada porque está llena de grasas *trans* o hidrogenadas. Estas grasas, en general, son compradas, es decir, son elaboradas artificialmente. Aunque también las hay en la naturaleza, por ejemplo, en la leche materna, pero en cantidades tan pequeñas que ni se tiene en cuenta. Ahora, los productos industriales están llenos de ellas. ¿Por qué se utilizan tanto si son perjudiciales? Por tres cosas muy sencillas:

— son muy rentables,
— dan palatabilidad y cremosidad,
— no dan sabor.

Tres cosas perfectas para vendernos más fácilmente el producto. ¿Cómo hace la industria para conseguirlas? Pues cambiando la estructura a las naturales: de líquidas pasan a ser sólidas. Seguro que te suena el caso de las margarinas vegetales. Las margarinas vegetales utilizan el aceite de maíz o de soja que es líquido. Para hacerlo sólido y que parezca mantequilla, hay que cambiar su estructura (lo que se diría pasarla de *cis* a *trans)*. Nuestras células trabajan mejor en la forma *cis* y muy mal en la forma *trans* porque esta forma altera su estructura, impide la absorción de nutrientes y elimina los ácidos grasos esenciales. Además, muchas llevan trazas de níquel, que no es nada bueno.

La industria, como sabe que ya nos hemos dado cuenta y que le hemos pillado el truco, ahora empieza a poner de moda las margarinas «sin hidrogenar», pero tampoco nos valen porque suelen añadir almidones, es decir, azúcar, y además este proceso también se hace a altas temperaturas. Por eso nosotros en casa también debemos tener cuidado de no calentar mucho los aceites por muy buenos que sean, ya que solo con llevarlos a altas temperaturas se estropean, y los ácidos grasos dejan de ser buenos y se transforman en tóxicos.

¿El colesterol es malo?

Todos los días hay personas que se quejan del colesterol. «Hago todo lo que puedo, pero mi colesterol no baja y tampoco como tantas grasas». Todos los días hay un montón de anuncios en la tele con productos para bajar el colesterol. Las estatinas son uno de los productos farmacéuticos que más se venden en el mundo. Mi madre también tomaba estatinas, claro. Tenía el colesterol por las nubes. Pero le hice algún cambio en la dieta y le introduje otro tipo de productos para bajárselo. Le pedí que se hiciera una analítica poco después de hacer el cambio para ver cómo estaba respondiendo su cuerpo. Pues tanto ella como su médico se quedaron maravillados de los resultados tan buenos de su analítica. Ahora ya no quiere ver las estatinas ni de lejos. Además de tener el colesterol equilibrado, se encuentra muchísimo mejor.

Cada célula del cuerpo tiene colesterol. Es una parte fundamental e imprescindible de su estructura. Le da entre otras cosas flexibilidad, además, aunque te parezca lo contrario, ayuda a controlar los lípidos o grasas malas. Y algo muy importante también, controla a los tromboxanos y leucotrienos, que esos sí que son misiles inflamatorios. Hay estudios científicos que lo certifican, pero sobre todo hay uno, el HUNT2. Este estudio está hecho en la Universidad de Noruega. En esa investigación se dieron cuenta de que las personas con el colesterol alto tienen menor mortalidad de origen cardiovascular.

A mi madre, antes de conocer estos estudios, le quité las estatinas. Entonces aprendí que al barrer el colesterol, las estatinas también barren la coenzima Q10, porque la vía del colesterol es la misma que la del ácido mevalónico, que, a su vez, es imprescindible para sintetizar dicha coenzima, una sustancia que no puede faltar para la respiración celular, además de ser un gran antioxidante.

Yo, como nunca me olvido de mi mantra «así es fuera, es dentro», me di cuenta de que a mi madre por darle estatinas se le quitaba algo que impedía el buen funcionamiento respiratorio de sus células.

Vi que era normal que se sintiera cansada y fatigada porque si sus células no respiraban bien, ella tampoco. Tenemos la vitalidad que tienen nuestras mitocondrias, que son los hornos, el fogón celular. La verdadera cocina, que ni por mucho combustible que metas en la olla, o por muy grande que sea esta, como no prendas la chispa..., nada.

El problema de las grasas no son ellas en sí mismas, son los radicales libres que «ametrallan» a las grasas. Las grasas entonces se caen, pero no solo ellas, sino también otros elementos que viajan por la sangre, como el calcio, las bacterias o las células. Y entre todos forman unas placas, llamadas ateromas, que si siguen cayendo cosas, se hacen cada vez más gruesas y grandes.

Esas placas, por la acción de los radicales libres, se caen a la pared de las arterias, obstruyen la circulación y causan una inflamación en la pared arterial. Esto provoca una obstrucción coronaria que puede ocasionar un infarto por una disminución de oxígeno.

Por tanto, lo malo es el colesterol o LDL, pero el que está oxidado, dañado o glicosado por acción de los radicales y esto tiene que ver más con las grasas *trans* y con el azúcar refinado que con las grasas de calidad. Por eso, la dieta alta en azúcares refinados o rápidos favorece la glicosilación, y hace que estas moléculas se vuelvan más rígidas y pierdan su función, formando radicales libres. Además, lesionan las paredes de las células, lo que puede causar el deterioro cognitivo, insuficiencia renal, cardiopatía vascular, diabetes, envejecimiento prematuro, etcétera. Yo no consumo productos *light* industriales, porque no tendrán mucha grasa pero la mayoría llevan muchos azúcares y aditivos y, por tanto, son alimentos de peor calidad. Lo que sí consumo en grandes cantidades son verduras y hortalizas, que están llenas de vitaminas, minerales y antioxidantes que me ayudan a mantener mis radicales libres a raya, y grasas de calidad.

ALIMENTOS BUENOS Y ALIMENTOS MALOS

Llegados a este punto, ya sabemos qué tipo de alimentos hay, pero recibimos toda clase de información y eso nos crea dudas. Dudas razonables sobre lo que es bueno o malo. A veces hay opiniones contradictorias sobre un mismo alimento.

Para mí todos los alimentos son buenos siempre que sean naturales, aptos para comer y estén en buen estado. Si es así, lo que determina que sea malo el alimento es tu organismo, no el alimento en sí. Te voy a poner un ejemplo para que lo entiendas fácilmente. Las naranjas son un alimento buenísimo. La naranja es sanísima, está llena de vitaminas, agua, fibras, con un sabor ácido que le encanta al hígado, pero si tu hígado no genera una buena cantidad de bilis, y no es de calidad, no la tomes en ayunas porque te puede amargar el día. Al ser colerética y colagoga, lo que hace es estrujar y vaciar tu vesícula biliar de bilis y ya no te quedará tanta a lo largo del día para metabolizar las grasas. Entonces, la comida quizá te caiga pesada aunque haya sido ligera. Claro, al ser la naranja un alimento tan bueno es difícil que relaciones el haberla comido con tu malestar estomacal. Pero a pesar de que a ti no te siente bien, la naranja es muy buena y es un gran alimento para los demás, pero no para ti.

Lo mismo ocurre con el tomate, la carne o las legumbres, a las que siempre se les echa la culpa de los gases que producen y no toda la culpa la tienen ellas, también la tiene el estado de tu flora intestinal. Esta es una gran batalla que tengo con la gente que me viene a visitar al centro, porque hay veces que les tienes que quitar alimentos que son muy buenos, pero que no les vienen muy bien en ese momento. Y las batallas más grandes las suelo tener con las naranjas y el tomate, porque son alimentos que a nadie le entra en la cabeza que sean malos para ellos. ¿Qué hay mejor que un zumo natural de naranja, recién exprimida, por la mañana? ¿O una buena ensalada de tomate? Pues para ciertas personas es malo. Sobre todo, si no se tiene en cuenta cómo los mezclamos y cuándo los comemos porque ambos alimentos, para empezar, son frutas y ya te he comentado que hay que andarse con ojo.

Los alimentos son buenos o malos dependiendo de muchos factores, pero si le añadimos «lo fácilmente que cojo peso respecto a mi amiga que come de todo y no engorda», ya ni te cuento. Ahí es donde cometemos el error más grande. Porque muchas veces a la hora de hacer una dieta solo tenemos en cuenta las calorías y nos olvidamos de algo muy importante: de la eficiencia con que una persona puede convertir la energía potencial existente de los alimentos en reservas orgánicas de energía. Porque esto también es individual, por eso no importa tanto el número de calorías que ingieras, sino la calidad y la buena utilidad de las mismas. Es decir, la utilidad que tu cuerpo saca del alimento que ha comido.

Uno de los grandes problemas que veo en la actualidad es que estamos faltos de nutrientes. Comemos mucho, pero comemos energía y calorías vacías. Tendríamos que hacer un triatlón a la semana para gastar lo que consumimos. Hasta las marcas blancas de los supermercados tienen productos enriquecidos con vitaminas o minerales, porque realmente lo que pasa en la mayoría de los casos es que hay carencias leves —pero carencias al fin y al cabo— de vitaminas y minerales. Y es que, lo queramos o no, hay muchas deficiencias en nutrientes en los alimentos que comemos porque no son de calidad. Lo malo es que en las analíticas básicas no se detecta tan fácilmente, por eso muchas veces, aunque nos encontremos mal y vayamos a ver al médico, este nos dice que no tenemos nada. Esta falta de nutrientes está dentro de las cinco causas más importantes de la enfermedad, que son:

— la toxicidad por radiación química, emocional o ambiental;

— la falta de nutrientes de la que hemos hablado;

— la falta de energía;

— fallos del sistema inmune,

— y la oxidación/inflamación.

Por suerte o no para nosotros, todas están bastante relacionadas.

Queramos o no, somos lo que comemos porque estamos hechos de esos nutrientes que ingerimos. Por tanto, de nosotros depende qué alimentos comer.

Podemos elegir los que nos dan energía o los que nos destruyen. Está en nuestra mano y, como te he dicho antes, creo que ha llegado el momento de dejarnos de excusas para estar bien y parar de echarle la culpa a los demás. Según la *American Dietetic Association*, la excusa perfecta para no comer bien es el temor a renunciar a un alimento que nos gusta, y yo añadiría que no se quiere adoptar un cambio radical en la dieta. Los hábitos que tenemos tiran mucho.

Por eso, yo siempre he apostado por empezar poco a poco con los cambios en la alimentación. El cambio más pequeño es importante, pero se tiene que hacer de verdad porque lo que tenemos que conseguir es que ese cambio se vuelva hábito. A medida que vas cambiando hábitos pequeños, sin ver la totalidad de lo que quieres conseguir, poco a poco, te darás cuenta de que te sientes distinto, te sientes mejor. Por eso, te recomiendo que empieces a hacer los cambios con seguridad y determinación, sin prisa, pero sin pausa. Como cuando sales a correr las primeras veces. El primer día andas rápido, luego corres un poquito y, a medida que pasa el tiempo, vas alargando las distancias y la velocidad de tu entrenamiento. De hecho, si lo mantienes, más tarde es el propio cuerpo el que te pide correr. Pues con los cambios de hábitos que tengamos en relación a la comida es igual. Poco a poco.

No queramos el primer día estar preparados para correr los cuarenta y dos kilómetros de la maratón.

Aunque a mí no me gusta hablar mal de ningún alimento, es verdad que la gran mayoría de los que metemos en el carrito de la compra no suman, sino que restan.

Los aguafiestas...

La comida que nos rodea hoy en día está llena de aditivos. Los hay de todo tipo: el dióxido de titanio, el ciclamato, el aspartamo, la sacarina, el xilitol y un montón más, como el glutamato monosódico y la tartracina, muy usados por la industria.

El glutamato monósodico es un potenciador de sabor que se utiliza cada vez más como aditivo en todo tipo de alimentos. Su sal purificada, obtenida por fermentación de la caña de azúcar o algunos cereales, es similar en su estructura química al glutamato, uno de los neurotransmisores más importantes del cerebro, que funciona entre este y el resto del sistema nervioso. El glutamato actúa como facilitador en la transmisión de información entre nuestras neuronas. Es un aminoácido que existe en la naturaleza, y en los alimentos se encuentra de forma libre sin perjuicio para la salud. De hecho es una fuente de energía importante para el intestino que sintetizamos a partir de la remolacha o la melaza, pero actualmente es un verdadero problema, y bastante grande por la aparición del glutamato monosódico. El problema es que cuando ingerimos glutamato monosódico aislado en dosis elevadas puede crearnos muchas complicaciones, no solo de toxicidad, sino también de adicción porque nos provoca ansiedad, especialmente por la comida.

Si solo comiéramos el que naturalmente está en los alimentos, no pasaría nada, pero ingerimos una barbaridad en forma de aditivo, el glutamato monosódico, que al tener la misma estructura química, con lo cual afecta a nuestros niveles de glutamato. Fíjate si se utiliza, que por sí solo ha generado un nuevo sabor llamado *umami,* que quiere decir sabroso. Seguro que lo has oído mil veces ya. Este aditivo ayuda a dar palatabilidad a los platos, por eso la comida preparada o de algunos restaurantes, sobre todo los chinos, te sabe muchísimo mejor, aunque lleve los mismos ingredientes que pones en casa. El glutamato monosódico está en todas partes: en el jamón york, en las anchoas, en los patés, en los quesos, en los escabeches, en las chuches, en los aperitivos o en los *snacks.*

A todos los efectos que estos aditivos provocan en nuestro organismo, hay que sumar el que nos produce la mezcla de los mismos. Todos estos aditivos que lleva la comida industrial no solo nos hace ser adictos a ella, por los sabores y las texturas que tienen, sino que nos hacen estar siempre en los extremos. Y ya sabemos que la virtud está en el medio. En los extremos estarían el azúcar y la sal. Cuando estás en uno o en el otro, necesitas el contrario para equilibrarlo. Es decir, si tú haces una comida con mucha carne, necesitas un postre y viceversa. Por eso la gente dice que quienes comemos más verduras y alimentos sanos somos aburridos. A los que les gustan las comidas extremas les cuesta adaptarse porque no ven sentido a pasar de doscientos a setenta kilómetros por hora en sus recorridos por la ciudad. ¿Qué piensas que es mejor para ti, ir a toda pastilla o conducir con calma?

Hay gente que, en la cuestión de los gustos de la comida, prefiere los sabores extremos, si no se le queda sosa en el paladar. A mí me parece bien, pero busca los extremos con sabores de verdad. Por ejemplo, añade cúrcuma, jengibre, pimienta. Si utilizas estos ingredientes, con añadir un poco basta porque el sabor es real y te aseguro que sacian más.

También hay que añadir los transgénicos, tanto los que llevan los alimentos vegetales como los animales. Se utilizan para que crezcan antes y sean resistentes a las plagas y con ellos se alimenta el ganado, los pescados y las plantas. Te aseguro que si le dan a elegir, la vaca prefiere pasto que maíz o soja transgénica.

La tartracina es de los aditivos que más me preocupa porque es el que está más presente en las famosas chuches, con las que se atiborran los niños todos los días. Es un aditivo que se coloca en casi todo lo que tiene un color llamativo. Es decir, caramelos, helados, bebidas, néctares, postres, *snacks*. Y si se abusa de su consumo, puede provocar trastornos de sueño, rinitis, picazón cutánea, hiperactividad y ansiedad y trastornos del comportamiento como el TDA (trastorno por déficit de atención) y TDAH (trastorno por déficit de atención con hiperactividad).

Alimentos vacíos. Sin vitaminas ni minerales ni fibra

Todo el mundo habla de las calorías, de las proteínas, de las grasas o de los hidratos como si fuera lo único importante de la alimentación y se olvidan de la clave: lo que hace que todos esos nutrientes tengan propiedades son las vitaminas y los minerales que los contienen.

Sin vitaminas no podemos hacer uso de las proteínas, de los hidratos o de las grasas. Por tanto, sin vitaminas no tendremos energía, neurotransmisores, y las señales estarán mal dadas y nos quedaremos sin enzimas. No voy a hacer un repaso por todas ellas, pero lo importante es que sepas que hay dos tipos. Las vitaminas liposolubles, que van con el grupo de las grasas porque las necesitan para usarse, son la A, K, D y E. Y las hidrosolubles, solubles en agua, que son todo el complejo B y la C. En general, la vitamina A la encontramos en los lácteos y en forma de beta-caroteno en el germen de trigo, el pistacho o la zanahoria. La vitamina E, en las semillas de lino, el germen de trigo, las semillas de sésamo o los germinados. La vitamina K, en la albahaca, el perejil, los berros o la col. Y la vitamina D, en las setas o en la caballa. Las del complejo B están sobre todo en los cereales integrales y las legumbres. Y la vitamina C, en las frutas, las cítricas sobre todo, y en las verduras frescas.

Su deficiencia nos puede causar miles de problemas. Por eso es tan importante tomar alimentos de «verdad», porque sin las vitaminas, no somos nada.

Con los minerales ocurre lo mismo. Los minerales son muy importantes para que las proteínas sean efectivas y puedan hacer bien su trabajo. Sin minerales, siempre estaremos por debajo de nuestras posibilidades. Por ejemplo, la deficiencia de magnesio es un gran problema porque interviene en más de trescientas reacciones químicas y es imprescindible para la adecuada formación de huesos y dientes, o para el intestino, o para regular los niveles de azúcar en sangre y crear energía. Pues, apúntate un dato, hay un 45 por ciento de la población con deficiencias. El cinc ayuda a sintetizar insulina, si careces de este mineral, poca insulina de calidad vas a tener, y afecta también a las hormonas, por no hablar del hierro. Todos los minerales son importantes, tanto si los necesitas en grandes cantidades como si los necesitas en cantidades pequeñas, como es el caso de los oligoelementos. Por ejemplo, el selenio es imprescindible para que la tiroides funcione bien. El cromo es clave para que no te apetezca el dulce y sirve para evitar las anemias que no dependen del hierro, la anemia microcítica. Si tienes carencias de cobre, tenderás a los resfriados y a la faringitis. El manganeso interviene en reacciones importantes para que nosotros tengamos energía. Todos son fundamentales, y en los alimentos preparados, envasados, precocinados no los vas a encontrar ni en la misma cantidad ni en su equilibrio natural.

La fibra podríamos decir que es, por decirlo de alguna manera, muy generosa. ¿Por qué digo eso?, porque aun sin tener capacidad de absorberla, hace de todo por nosotros. Nos ayuda a que la flora intestinal esté en buen estado y así poder digerir los alimentos y sintetizar las vitaminas, además de formar compuestos que encantan a nuestras células, como los ácidos grasos de cadena corta, el butirato, el propionato y el acetonato.

La fibra atrapa productos tóxicos antes de que entren al torrente circulatorio, nos da sensación de saciedad y esto permite que el vaciamiento de la comida en el estómago o en el intestino se haga un poco más lento. También ayuda a la higiene interna, porque limpia nuestro intestino y favorece los movimientos peristálticos al dar volumen a las heces, lo que ayuda a su vez a que las bacterias no campen a sus anchas. Mantiene a raya a las bacterias, que si se descontrolan lo ponen todo patas arriba, como el *Clostridium difficile*, que solo con su nombre ya nos podemos imaginar la que nos puede liar. La fibra hace de todo, hasta ayuda a modular la energía metabólica intestinal.

Hay dos tipos de fibra, la soluble, que es, por ejemplo, la que vemos cuando hacemos un zumo. Esa espumilla que queda arriba es la fibra soluble. Y la fibra insoluble, que es como la paja, la de arrastre, que está sobre todo en los alimentos integrales. Para andar bien de fibra tendríamos que consumir más de treinta gramos diarios, pero no llegamos ni a diez gramos al día. Los refinados, los enlatados, los precocinados, los dulces, las harinas refinadas no tienen fibra. La fibra es oscura, tosca y difícil de masticar. Entonces para que los alimentos nos entren mejor por los ojos, por la boca y el gusto, la retiran.

La fibra que tenemos que tomar es la «natural», la que viene con los alimentos de calidad, no la añadida o aislada como vemos en muchos productos por ahí. Además de la que está en los alimentos, mi fibra favorita es el *psyllium* porque no es irritativa ni inflamatoria, nos ayuda a mantener nuestro intestino limpio y alimenta que da gusto a las bacterias. La puedes comprar en cápsulas o en polvo para añadir a tus platos.

Y el gluten, ¿qué?

Todos sabemos mucho del gluten. Se han escrito miles de libros, artículos y hay un montón de campañas sobre él. Yo no te voy a dar la «paliza» con lo que es el gluten, pero sí quiero que sepas que es bastante peligroso y no solo para los celiacos. Ellos lo tienen más fácil porque ya están diagnosticados, pero muchas personas sufren intolerancia y por más pruebas que se hacen, no les dicen nada y cada vez se encuentran peor porque no es tan fácil detectarlo. Yo no tengo nada en contra del gluten, aunque no lo puedo comer, pero mi marido, que es la persona más próxima que tengo, sí lo come porque puede y le sienta bien. Eso sí, el que come es el que está de manera natural en algunos cereales y estos en casa solo se comen integrales y ecológicos, y tampoco lo hace diariamente. Con esto, una vez más, quiero hacerte ver que los alimentos dependen de la persona y también del tipo de gluten que se coma.

El gluten que se consume actualmente es muy malo porque ha sufrido muchísimas modificaciones genéticas. Para que te hagas una idea, el de ahora tiene más de cuarenta cromosomas cuando originalmente tenía ocho. Puede que no te afecte de una manera explícita, pero aun así no deberías abusar porque es muy protagonista y puede llegar a ser, «a la chita callando», muy irritativo para tu intestino. Reequilibrarlo es de lo más difícil pero importante, sobre todo para las personas que ya tienen implantadas enfermedades debilitantes.

Hacerlo no es una cosa fácil, requiere mucho esfuerzo y dedicación porque dejar el gluten es muy complicado pues está en todas partes, no solo en algunos cereales, sino también en todo tipo de alimentos y productos elaborados. Pero nadie ha dicho que lograr encontrarse bien sea fácil. A veces es imprescindible pasar por ese tortuoso camino.

Esto lo tuve que vivir con Alejandra. Es una mujer de 52 años que vino a verme porque tenía artritis reumatoide y estaba muy preocupada porque la enfermedad, según le dijo su médico, avanzaba muy rápido y tenía que mentalizarse que como siguiera esa evolución, terminaría en una silla de ruedas. Oír eso, siendo joven como Alejandra, la hundió y llegó a mis manos deprimida y sin fuerzas para nada.

Dietas para recuperar la salud

Viendo cómo era ella, no su enfermedad, le hice una dieta centrándome en su persona. También le prescribí unos suplementos a base de plantas suaves, pues tomaba muchos medicamentos, y una dieta antiinflamatoria, disociada y sin gluten. Cuando una persona está tan débil, no puedes sobrecargar todavía más la función de eliminación de sus filtros o conductos de eliminación, y hay que hacer todo lo posible para proporcionarle energía para que su cuerpo se pueda hacer cargo de lo que le pasa.

Una de las cosas en las que más hincapié hice fue en convencerla de que dejara el gluten. Que se saltase cualquier otra cosa, pero lo de dejar de comer gluten, no. El gluten se encuentra de manera natural en cereales como la espelta, la cebada, el centeno, el kamut, la avena o el trigo. A Alejandra se lo quité por varios motivos: no solo porque estuviese débil, sino porque su cuerpo me daba pistas de cómo podía ser su metabolismo. Y el suyo era, lo que comúnmente se llama, lento y frío. Ella engordaba más en la parte de abajo del cuerpo y le dolían los huesos. Como siempre tengo en cuenta la medicina tradicional, el trigo se lo quité, aunque el trigo es un cereal muy nutritivo, «enfrían» el cuerpo, y ella necesitaba todo lo contrario. Necesitaba calor, energía, para que su cuerpo se pusiera fuerte y se hiciese cargo de lo que pasaba.

Por otro lado, también le quité el gluten en general, es decir, todos los cereales que lo contienen, porque es una proteína inflamatoria que debilita la piel intestinal y hace que si eres sensible a ella, esa mucosa se vuelva permeable porque los enterocitos, que son las células del intestino, se empiezan a separar y ya vimos que si esto sucede, entran todo tipo de sustancias que hacen que nuestro sistema inmunológico se ponga a la defensiva.

Lo que ocurra en el intestino repercute en todo el organismo. En él están las placas de Peyer, donde se encuentra el 70 por ciento de nuestro sistema inmunológico y hay más aferencias del intestino al cerebro que al revés. Además, en el intestino hay una capa, como una especie de biofilm, donde habitan bacterias distintas a las de la flora intestinal, que también son muy importantes para nuestra salud.

Vamos, que al intestino lo podríamos considerar como la base de la red de conexiones intercelulares. Es lo que se llama el sistema GALT-MALT asociado a mucosas. Están recubiertas por *mucus* y un tipo de inmunoglobulinas, las IgA, que son las que tienen la capacidad de presentar los antígenos a las células del sistema inmune, los linfocitos de la mucosa, y que intervienen activamente en la iniciación de la respuesta inflamatoria ante la presencia de toxinas.

También aquí está una proteína a la que afecta el gluten. La zonulina modula las uniones de las células, su importancia reside en ser una de las responsables de la permeabilidad intestinal. Además, también permite o impide el paso de los nutrientes adecuados o, por el contrario, bloquea los que están mal digeridos, así como otros químicos o toxinas. Una alteración con la zonulina abre las uniones tan estrechas de la pared que tiene el intestino, por lo que pierde su capacidad de barrera protectora y pasan a la sangre sustancias que no deberían. Si el intestino se vuelve permeable, estás expuesto a las enfermedades autoinmunes, a procesos crónicos e inflamatorios. Este es un simple ejemplo de lo que pasa ahí, así que imagínate lo complicado que es revertir esta situación. Se necesita tiempo, tesón y mucha determinación. Te lo digo por experiencia.

La dieta que le hice a Alejandra era a base de sopas de pollo, todo tipo de verduras ecológicas, pescado azul pequeño, quinoa, mijo, trigo sarraceno, teff y amaranto, legumbres, frutos secos, semillas de lino trituradas, semillas de chía, de cáñamo, etcétera. Ella seguía tomando sus medicamentos y venía al centro cada siete días a hacerse terapias manuales, como la sacrocraneal, la reflexología o los masajes, además de ir dándole una suplementación ortomolecular concreta.

El poder de los alimentos

En un mes dio un cambio radical, poco tiempo después las pruebas médicas empezaron a estabilizarse y los médicos tuvieron más esperanza. Uno de ellos le dijo: «No sé qué estás haciendo, pero sigue». De hecho, le bajaron la dosis de sus medicinas. Ella se puso muy contenta y yo más. Íbamos muy bien, pero no podíamos bajar la guardia. Su caso marchaba viento en popa, incluso empezamos a distanciar las visitas. Un día llamó y me dijo que quería adelantar la cita porque se encontraba peor. Le di cita inmediatamente y cuando la vi, supe que algo no marchaba bien.

Al hablar con ella me explicó que había fallecido alguien muy cercano y desde entonces había notado que sus manos estaban más rígidas y le costaba mucho ponerse en marcha por la mañana. Decidí ir un paso más allá. Esta vez le quité las lectinas en general. Las lectinas son un tipo de proteínas que están «hasta en la sopa». Te las encuentras en el germen de trigo y en gramíneas en general (la avena, el centeno, la cebada, la espelta o kamut), en el arroz, la quinoa, las legumbres, las patatas, los pimientos, la piel de las frutas, etcétera. Esta proteína, a diferencia del gluten que hace la mayor parte de sus estragos en el intestino, se une a los azúcares y al ácido siálico, una molécula del azúcar que está presente en el intestino, en el cerebro, entre las terminaciones nerviosas, en las articulaciones y en los líquidos, incluida la sangre.

Las lectinas se adhieren a este azúcar y esta unión puede interferir en los mensajes que se mandan las neuronas, así como en los procesos inflamatorios y de reacciones tóxicas. Nos pueden provocar, por ejemplo, una sensación de embotamiento mental. Y si somos «más propensos que los demás» a sus efectos, también podríamos serlo a las infecciones de virus y bacterias. Facilitan el aumento de peso.

Le quité las carnes y el pollo «industriales», ya que estos son alimentados con soja y maíz transgénicos, que están llenos de lectinas. Le retiré las harinas, el trigo sarraceno, el tofu, el edamame y todos los productos «sin gluten», que de vez en cuando compraba porque le resultaba muy cómodo. Para mí, muchos de estos productos son malísimos, sobre todo por el maíz y sus derivados, que son bombas de azúcar.

Le quité todos los cereales integrales, pues en el salvado, por ejemplo, también hay lectinas. Además le retiré de la dieta los lácteos porque las personas sensibles al gluten también suelen serlo a la caseína. Le pedí que eliminara todos los azúcares, excepto la estevia natural, la de la hoja. Fuera toda la sacarina y todo tipo de edulcorantes, a excepción del xilitol. Por último, le quite el pepino, el calabacín, la calabaza, el yogur de vaca y el kéfir.

Si la barrera y la mucosa se encontraran en perfecto estado y su sistema inmunológico no estuviera débil, las lectinas no tendrían que ser un problema porque al ser proteínas grandes, si la piel de su intestino estuviera fuerte y bien unida no pasaría nada, pero al no estarlo, tenían vías de entrada, pasaban, y ese podía ser uno más de sus problemas. Alejandra, aunque había mejorado mucho, tenía que dar un paso adelante para seguir haciéndolo y no estancarse, porque esto era lo que le había pasado y estaba empezando un pequeño retroceso.

Tampoco ahora vamos a echarnos las manos a la cabeza pensando que no se puede comer nada, te estoy exponiendo el caso de una persona concreta, que no tiene que ser el tuyo y que estaba pasando una crisis de su enfermedad. Las lectinas y el gluten eran perjudiciales para ella. Hay estudios con las lectinas que se utilizan justamente al revés, se las inyectan a personas sensibles a ellas en cantidades moderadas. Esto se llama noción de hormesis o, como decía Paracelso, «el veneno está en la dosis». Hay personas muy sensibles como Alejandra, y otras no tanto, pero como las lectinas imitan a nuestras proteínas, todos en mayor o menor medida estamos expuestos a ellas y son las causantes de muchos problemas de salud.

Como el caso de Alejandra era muy especial, empezamos por la parte más difícil para ella porque podía comer pocos alimentos, pero lo más importante era que tuviese energía y algunos de ellos se la quitaba. Si te acuerdas, cuando hablamos de las grasas, dije que eran un tipo de combustible ideal para nuestras células, pues lo que hice fue dárselas. Darle mucha grasa. Hacer una dieta cetogénica, que no quiero que la confundas con la cetoacetónica, que es a la que se llega con un aumento importante de proteínas animales.

La dieta cetogénica se basa en el alto consumo de grasas buenas, pero no de proteínas. La dieta incluía mucho coco, pudiendo utilizarlo tanto en aceite, leche o harina. Le permití comer aceitunas; frutos secos, como almendras, pistachos, avellanas, castañas, nueces de Brasil; verduras, como boniato, lechuga, espinacas, endivias, escarola, alga hiziki, zanahoria cruda, alcachofa, remolacha, ajo, puerros, cebolla, achicoria, coles, y crucíferas en general, acelgas, kale y berros, entre otras. Podía condimentar los platos con especias y plantas aromáticas, como el comino, el cilantro, el perejil y la cúrcuma. El queso de cabra, la mantequilla de búfala, el ghee y los pescados azules salvajes y pequeños, tipo sardinas, melva, salmón, mariscos y moluscos, le venían muy bien. Dentro de los cereales solo podía tomar el mijo o el sorgo (cereales sin gluten). Y luego era una dieta rica en aguacate, semillas de cáñamo, de lino y de *psyllium,* la fibra de la que te hablé. Con tanta grasa y alimentos bajos en lectinas, nos aseguramos de que a las mitocondrias no les faltara de nada para generar energía; por otro lado, ayudamos a que su mucosa intestinal se restaurara. En definitiva, a que su cuerpo se beneficiase de lo que comía y ayudamos además a que eliminase lo que no quería, grasa. Es curioso, pero para bajar grasa, hay que comer grasa, igual que para eliminar líquidos tienes que beber líquidos.

El plan más duro de Alejandra duró quince días. Tras el primer periodo más estricto, metimos arroz basmati, papaya, almendras, algunos panes de la dieta Paleo, kéfir, crema agria, frutas como los arándanos, frambuesas, moras, cerezas, kiwis, manzanas, albaricoques, higos, granadas dátiles y muchos alimentos más.

El esfuerzo ha merecido la pena porque Alejandra redujo mucho su medicación. Sus médicos hablan de «remisión espontánea», pero ha sido a base de su determinación y tesón porque es una dieta muy dura en la que pasas muchos días bajos, pero el resultado vale la pena. Ha vuelto a su trabajo y tiene un ritmo de vida normal. Sabe que no podrá comer como todo el mundo porque muchas de las pautas las va a tener que seguir de por vida, pero ya es consciente de que ella come para nutrirse bien porque eso le hace estar bien y feliz.

¿Y DE BEBER? AGUA

El agua es imprescindible para la vida. Es donde suceden todas las reacciones biomoleculares de nuestro organismo, por tanto, repercute en nuestra calidad de vida. No debemos olvidar que somos el 70 por ciento de agua. Debemos hidratarnos de una manera constante a lo largo del día, ya que perdemos agua en forma de vapor por los pulmones, a través del sudor por la piel o líquidos por las uretras renales. Tener un buen nivel de hidratación hace que tu corazón funcione mejor, tus jugos gástricos sean de mejor calidad para digerir los alimentos y sobre todo que tus mucosas y piel no se resequen. En definitiva, el agua rejuvenece.

La cantidad de agua que bebemos es muy importante. El mínimo debería de ser medio litro y el máximo depende de tus hábitos diarios, de si haces o no deporte, de tu alimentación y de tu edad o estado, ya que los niños y mayores son más sensibles a la deshidratación, al igual que las embarazadas. Pero lo que sí es imprescindible es la calidad del agua que bebes. Beber en ayunas es importante para rehidratar el cuerpo después de una noche sin ingerir nada. Además, nos ayuda a limpiarnos por dentro y a poner en marcha el organismo de una forma muy saludable.

Especialmente en ayunas es importante que el agua no esté muy fría para que no contraiga el tubo digestivo, al igual que no te apetece darte una ducha fría recién despierto, a tu cuerpo tampoco. Es mejor beber antes de las comidas que durante, ya que de este modo la digestión se entorpece, lo que nos hará tener más sensación de sed durante el día. Hay que beber antes de tener la sensación, ya que cuando la tienes, el cuerpo ya ha puesto en marcha el mecanismo de deshidratación, por eso no sentimos la necesidad de ir al baño porque no quiere perder líquidos. Pero si quieres estar limpio por dentro, bebe.

La hidratación es muy importante durante todo el año, pero especialmente en épocas de calor, ya que perdemos más líquidos sin hacer grandes esfuerzos. Es un mecanismo de defensa que tiene el cuerpo para que la temperatura interna no aumente, por eso sudamos, para refrescarnos. Cuando esto sucede, además de agua, perdemos electrolitos y minerales imprescindibles para el mantenimiento de la tensión arterial.

La temperatura del cuerpo se tiene que mantener estable, ya que cualquier variación que salga de sus márgenes normales, tanto hacia arriba como hacia abajo, puede poner en peligro la estabilidad de todo el sistema. Por eso, cuando tenemos frío, tiritamos. El organismo provoca las contracciones musculares para que nos ayuden a aumentar la temperatura y, al contrario, cuando tenemos calor, sudamos. Como la temperatura interna no se debe aumentar, el cuerpo pierde líquidos por la piel para refrescarse. Ambos son un mecanismo de defensa. Si sudamos un poco no pasa nada, pero cuando sudamos mucho, además de agua, perdemos electrolitos y minerales que, como ya he explicado, es perjudicial.

Cuando hacemos deporte, es muy importante hidratarse antes de comenzar para que nuestros músculos aguanten el esfuerzo sin demasiado estrés. Una buena hidratación muscular evita calambres, además de regular la frecuencia cardiaca. Y la hidratación después de la actividad física también es imprescindible para ayudar a rellenar los músculos de glucógeno (las reservas de azúcar) nuevo y evitar las tan temidas agujetas.

La hidratación es importante en los niños, en los mayores y en las embarazadas. Por eso, además del agua es fundamental la alimentación. Una dieta a base de alimentos frescos y de temporada nos asegura mayor hidratación que la de los alimentos envasados, así como incluir numerosas verduras, en especial las de hoja verde, por su mayor contenido en clorofila. La fruta, el pescado, el yogur y las algas permiten una correcta hidratación.

Además de lo que comemos, es importante no consumir en exceso, sobre todo en épocas de calor, picantes como la pimienta, el chile, el ajo o el jengibre, porque el picante tiende a aumentar la temperatura y a dilatar los poros. Por eso, cuando los consumimos, sudamos más fácilmente. Tampoco conviene abusar de las carnes a la plancha o de las barbacoas, los fritos y los rebozados, porque acumulan mucho calor y nuestro organismo gasta más energía de la necesaria para digerirlos, por tanto, se deshidrata con mayor facilidad. En épocas de calor mejor optar por las ensaladas, las sopas frías, los salteados, los escaldados y cocinar al vapor.

Con los refrescos muy azucarados ocurre lo mismo, es mejor elegir los batidos verdes de frutas y verduras.

Durante la noche puedes llevar a la habitación un vaso de agua, sobre todo si duermes con aire acondicionado, pues estimula la deshidratación. El café, el tabaco, el alcohol y los diuréticos también deshidratan. Cuanto más los consumimos, más tenemos que beber.

Una buena hidratación es fuente de vida y vitalidad. Es todo un elixir de juventud y es la bebida más saludable y fácil de encontrar.

Capítulo 3

¡A comer!

¿CÓMO TENEMOS QUE COMER?

Espero no haberte metido mucho miedo con los dos primeros capítulos de este libro. Te he contado las enfermedades en las que podemos caer por comer según qué alimentos, y he compartido casos de personas que tiene problemas y cómo les quito la mitad de las cosas que comen. No soy tan mala, lo prometo. Pero si has llegado a este capítulo, enhorabuena, porque todavía sigues teniendo interés en cuidarte. Ahora vamos a empezar a hablar más en positivo de cómo comer.

Para no tener que llegar a los extremos de algunos casos como los que he comentado, hay que llevar unas pautas concretas a diario. Tranquilo, son fáciles y el cuerpo es tan agradecido que cuando las mantengas unos días —dicen que con veintiuno es suficiente—, no te costará llevarlas a la práctica. Y pienso que si te lo crees de verdad son necesarios menos días para habituarse.

El tiempo que se tarde en implantarlas depende de cada persona. Hay personas que cambian desde el primer día que vienen a verme y a otros les cuesta más. No hace falta que hagas todo bien a la primera, pero sí es muy importante que cuando lo hagas, lo celebres. Solemos reafirmar más nuestras desilusiones que nuestras alegrías, como esa mujer que vino a verme y no se quería poner en biquini. Pues ahora vamos a hacer lo contrario, vamos a festejar todo lo bueno que hagamos, aunque sea pequeño.

Comer es una actividad muy importante, la más importante diría yo, después de respirar. Como vengo diciendo desde hace años, engordar o adelgazar no solo depende de comer o no. Y es que ese es nuestro error: fijarnos solo en el exterior.

PLANIFICARNOS Y PREPARARNOS PARA COMER

De comer también depende nuestra calidad de vida. Nosotros somos capaces de estar trabajando a toda máquina, corriendo de acá para allá y, de repente, dar un frenazo y comer a continuación como si nada hubiera pasado. Mal. Comer es tan importante que necesita una planificación. Tampoco te pido que planifiques todo tu menú antes de irte a la cama, pero sí que le demos un tiempo al cuerpo para prepararse y que reciba adecuadamente los alimentos.

Es muy fácil. Simplemente hay que avisarle de que va a comer, y si lo haces unos treinta minutos antes, mejor. También es muy aconsejable visualizar qué es lo que vas a ingerir. Así, el cuerpo se va organizando para lo que tiene que hacer luego. Cuando comemos sin ser conscientes de lo que estamos haciendo, es más fácil engordar. Sí, aunque no te lo creas esto es así. Sin darte cuenta, coges unos kilos de más y como tampoco te parece que comas demasiado, te cuesta muchísimo bajarlos.

No se engorda de un día para otro. Eso sí, cuanto más tiempo estés con esos kilos de más, más te costará adelgazar. Por eso yo, cuando veo que he cogido unos kilos, nunca los dejo conmigo más de quince días para que no se hagan con un sitio y al final no haya quien los eche.

Además, como te he contado en el capítulo anterior, si tienes más cantidad de grasas, tendrás más cantidad de hormonas, que son las responsables de modular la actividad de tus sistemas neuronales y neuroendocrinos. Por tanto, las hormonas que están involucradas en la digestión o la sensación de saciedad, como la insulina, la colecistoquinina, la leptina o el cortisol, entre otras, son proporcionales a nuestras reservas, y estas, a nuestra ingesta y gasto energético.

Para no recibir muchas señales de tu tejido adiposo, debes educar al aparato digestivo. Esto es muy importante en edades tempranas, ya que los niños engordan por aumento del número de células grasas, los adipocitos. Por poner un ejemplo, de pequeños podemos pasar, si aumentamos masa grasa, de 100 a 500 adipocitos. Sin embargo, en los adultos no es así, cuando eres adulto aumenta el tamaño, es decir, si de pequeño tienes 100 adipocitos, de mayor tendrás el mismo número, pero más grandes. Por eso es fundamental que los niños lleven una dieta saludable y no tengan sobrepeso. Y no solo por su salud y bienestar, sino también para cuando sean mayores. No solo porque serán más propensos a las enfermedades metabólicas, sino porque, si algún día deciden adelgazar, les costará mucho más. La pregunta clave es ¿cómo educamos a nuestro cuerpo? Paso a paso.

LOS HORARIOS PRIMERO

Hay una frase del maestro chino Lu Shi Chun Qiu que tienes que aprender: «Tomar la comida a una hora fija preserva al cuerpo de todo sufrimiento».

Ser estricto con los horarios a la hora de comer parece una tontería, pero no es nada fácil, sobre todo teniendo en cuenta cómo nos hemos planteado la vida. El sistema digestivo tiene mucho que ver con la sensación de hambre, con la cantidad que se come y con lo que se come. Por ejemplo, a nivel hormonal, si vuestra insulina te pide comida, pues se la das. Si vuestra leptina dice que sigas comiendo porque aún no estás saciado, pues le haces caso y sigues comiendo. O si haces caso a tu NPY —un neuropéptido muy famoso y de los más abundantes del cerebro, al que le chifla comer—, pues comes y ganas peso, además aumenta con el ayuno; es decir, con el tiempo que pasamos sin comer. Esto no acaba aquí porque para ponérnoslo más fácil todavía, se «pirra» por los hidratos de carbono.

Otra cosa que disminuye el gasto energético es la «desconexión» del sistema simpático, que nos mantiene más «despiertos» y en estado de «alerta». Es uno de los sistemas que más energía consume, por eso hay que mantenerse activos.

Hay que tener en cuenta que nuestras células no son tan modernas como nosotros. Siguen pensando que estamos un poquito en las cavernas. No te creas que los cambios genéticos se hacen de hoy para mañana, no. Necesitan mucho, mucho tiempo. Entonces, para no tener problemas con ellas, tenemos que adaptar nuestro organismo a nuestro entorno, pero sin olvidarnos de cómo es, cómo funciona y qué necesita nuestro cuerpo.

Lo primero que necesita el cuerpo, como comenté al principio, es un orden. Si tú comes a cada rato, le mareas porque él es muy serio con su tarea y frena otras que está haciendo para dedicarse a ello. Ten en cuenta que cuando nosotros estábamos en las cavernas, no teníamos tanta comida como ahora, que sacas el brazo por la ventana y tienes un pollo asado con helado de postre. «Antes» solo se comía cuando había y por necesidad. Por aquel entonces, comer era de lo más importante que tenían que hacer al día. De hecho, nuestros antepasados vivían para conseguir alimentos y luego comérselos y descansar para volver a salir a por sustento. Y tenían que aprovechar lo que comían.

El cuerpo lo sabía. Y cuando nuestros antepasados comían, solo hacían eso, comer. Su cuerpo se preocupaba de sacarle el máximo partido a todo porque no estaban seguros de cuándo sería la siguiente comida.

Nosotros somos por dentro iguales que ellos, pero no por fuera. Primero, porque no pasamos frío en casa, ni en el coche, ni en el trabajo, ni por la calle, ni por la nieve... Estamos más que preparados. Solo con este pequeño detalle ya nos sacaban mucha ventaja a la hora de no engordar tan rápido como nosotros. Ellos tenían que generar calor sí o sí para mantener su temperatura interna lo más estable posible, y eso consume bastantes calorías. Nosotros lo hacemos, por ejemplo, cuando salimos a correr y gastamos más energía en media hora que toda la que consumimos en tres horas sentados en el sofá o en la silla del despacho.

Por otro lado, masticaban mucho más porque los alimentos eran naturales, recién cogidos o cazados, por lo que tenían que darle bien a la mandíbula, simplemente para poder tragarlo. Los suyos estaban más duros, no como ahora que todo es blando: el sándwich, la pizza, la pasta, el queso, el bollo, las chuches, etcétera. Por un lado, es más cómodo, pero al comer todo tan blando, nuestros paladares y mandíbulas se atrofian. Además, ellos comían mucha fibra y nosotros, comiendo como comemos, para llegar a lo mínimo, que son unos treinta gramos al día, tenemos que tomar suplementos y ni así llegamos.

Vuelvo a los horarios, que me voy por las ramas. Cuando tú sigues unos horarios, le das al cuerpo tiempo, y nunca mejor dicho, para hacer las cosas. Y esto es muy beneficioso para tu salud porque el cuerpo tiene mucho lío a diario. Le das tiempo a hacer de todo porque cuando no come se dedica a otras cosas, pero si está comiendo a cada rato no hará bien ni una cosa ni otra porque como debe parar un trabajo para ponerse con otro, lo deja a medias. Por eso no creo en las cinco comidas al día. En general, hay que comer tres como máximo, y lo ideal serían dos y media. ¿Cuáles son para mí las comidas ideales? El desayuno, la comida y la cena, que yo la pondría opcional. Con la «media» me refiero a que puedes hacer «media mañana» o «media tarde». De eso hablo en mi primer libro pero vamos a hacer un pequeño repaso.

El desayuno, la comida más importante del día

El desayuno es la comida más importante del día. Frase muy manida, pero totalmente cierta. Es como el sol por la mañana, que nos dice que comienza un nuevo día. Esta salida del sol es una salida de energía. El amanecer nos impulsa al movimiento. Pues podríamos decir que el desayuno es lo mismo para nuestro organismo. Si sales sin desayunar, dejas a tu cuerpo solo, desamparado. Para que él pueda hacer todo lo que pides desde primeras horas del día, necesita vitaminas, minerales, hidratos, proteínas, grasas, agua y fibra. Si no le das «material», tiene que apañárselas solo y buscarlas por dentro.

Como es tan generoso, y siempre quiere lo mejor para ti, tu sistema nervioso coge las riendas de la situación y pone todo el circuito en marcha. Pero, claro, sin ayuda, no lo puede hacer durante mucho tiempo y al final entran en acción las hormonas del estrés, porque son siempre las de emergencias, con todo lo que eso conlleva. También entran en acción otras como las del tejido adiposo. La leptina, por ejemplo, que como es muy caprichosa y no le has dado nada cuando lo necesitaba, luego no va a haber quien la calle en todo el día y te incitará a estar picoteando a cada rato sin que logres sentirte realmente saciado.

Con las hormonas, el problema no es que se «quejen» un poco, sino que se retroalimentan entre ellas y luego, si pasa más tiempo del que debería, ya da igual lo que desayunes. Es como un perdón a destiempo, el mal ya está hecho. Así que si te importa y te quieres encontrar bien durante el día, desayuna.

Las únicas excepciones para mí en las que podrías saltarte el desayuno son cuando te quedas en casa toda la mañana o te vas a un *spa* a descansar. Ahí no me parece mal porque tu organismo está tranquilo y no lo vas a alterar. Pero si vas a ir a trabajar o a estudiar, desayuna.

Una de las cosas que más me gusta de esta comida es que al ser a primera hora del día, la energía de estómago está bien fuerte y esto hace que podamos hacer mezclas que en otro momento de la jornada ya son más problemáticas.

El mejor desayuno que puedes hacer depende de lo que necesites y de lo que vayas a hacer y comer a lo largo del día. Pero también depende de lo que hayas desayunado el día anterior, porque es importante variar los alimentos y la manera de prepararlos.

Desayunos con vitalidad y energía

Te voy a contar el caso de Pablo, un hombre de 37 años que vino al centro a verme. Pablo es una persona muy nerviosa y tenía problemas de acidez. De hecho, se tomaba todos los días un protector gástrico porque si no el estómago le importunaba las veinticuatro horas del día. Cuando me contó lo que comía durante el día, me di cuenta de que uno de sus problemas era lo que desayunaba. Un cruasán o tostada de pan de molde. Él decía que necesitaba un «chute» de energía por la mañana para empezar bien la jornada. Eso sí, luego tenía que volver a tomar algo a media mañana porque le entraba mucha ansiedad y solía comer *snacks,* palitos o unas galletas.

Claro, lo primero que hice con Pablo fue cambiarle el desayuno. En su nuevo plan de alimentación, le sugerí dos desayunos que le iban a dar vitalidad y energía, pero de la de verdad, además le quitarían la ansiedad a media mañana. El primero era a base de huevos revueltos con perejil, aguacate y semillas de cáñamo, con aceite de oliva o de coco. El otro desayuno que le propuse era pan de centeno artesano con mantequilla o aceite de coco con hummus de guisante y semillas de lino.

El hacer desayunos proteicos nos ayuda a mantener nuestra ansiedad a raya porque nos aseguramos que los neurotransmisores, que como su nombre indica son los encargados de transmitir la información entre las células del sistema nervioso (las neuronas), realicen el trabajo tan importante que tienen. Muchas veces, cuando la comunicación entre ellas falla, podemos sentir ansiedad, inquietud o irritabilidad, entre otras cosas.

Como siempre, apareció el problema: «Pero eso es muy complicado para desayunar». Ya estamos con las excusas. Pablo me pilló ya en el momento de «es tu problema, no el mío». Cuando tú te compras la casa que te gusta y pides una hipoteca, no vas al del banco y le dices: «Ay, es que es muy complicado pagar esto todos los meses». No se lo dices porque sabes que la respuesta del trabajador del banco será: «Pues no te la compres». Con lo cual te callas y haces todo lo posible por pagar cada recibo a final del mes. Merece la pena, es la casa de tus sueños.

Pues aquí es igual, vale la pena, es tu salud, tu vida. Tú eres el que tienes ansiedad, el que tienes que tomar protector estomacal. Con lo cual yo ya soy como el del banco: «Pues sigue encontrándote mal». Parece mentira, pero cuando me pongo con esa actitud, es cuando más caso me hacen. Como Pablo empezó a comer mejor desde las primeras horas del día, sentía menos ansiedad, y simplemente por ese gesto tan fácil de enmendar también se encontró mejor de su acidez. Muchas veces los problemas de acidez son por estrés, por comer alimentos refinados como el pan blanco o los bollos, los palitos o los *snacks,* y por no masticar. Vamos, que realmente el protector estomacal le aliviaba los síntomas, pero su problema no tenía nada que ver con el estómago en sí. También le recomendé que tomara, de vez en cuando, zumo de patata en ayunas, tiene vitamina U que es antiulcerosa y además es alcalinizante. Con un poquito en ayunas es suficiente para ayudar a normalizar la mucosa del estómago y del intestino.

... Los que no desayunan

Ahora abro otro perfil de gente en el desayuno. Vamos a hablar de los que no desayunan, a los que no les entra nada por la mañana. Normalmente, estas personas son las que cenan tarde y mal. Es lógico que no quieran desayunar porque siguen llenas, aunque no tengan realmente esa sensación. El intestino por la noche también duerme y el hígado prefiere hacer otras cosas que metabolizar lo que acabas de comer o, mejor dicho, cenar. Su hora de máxima energía es entre la una y las tres de la madrugada, y lo que hace es intentar eliminar las toxinas que se forman en el metabolismo, las células y hormonas viejas, los medicamentos o los aditivos. Además, también a esas horas manda las comandas que reparan y sustituyen a las células muertas. Por eso dicen que «dormir rejuvenece».

Por eso, si cenas tarde, el hígado no tiene tiempo de hacer todo eso, y te sientes pesado por la mañana, porque su energía se bloquea porque está cansado. A las personas que cenan tarde suelo retocarles la cena, les pongo cenas simples, que no quiere decir bajas en calorías o que no sacien. Lo siguiente es empezar con un desayuno pequeño. Vamos, comer algo por la mañana. Tampoco hace falta que lo haga recién despierto pero es importante que no pasen dos horas desde que se despierta. Le propongo lo que más le apetezca: una o dos almendras, una galleta de avena. Esto no es un desayuno completo ni es nada, pero a alguien que nunca come por la mañana, no puedes decirle que desayune, de buenas a primeras, unos huevos, porque saldrá corriendo y no vuelves a verle el pelo.

Los hábitos hay que cambiarlos poco a poco. Lo bueno que tiene este nuevo plan es que como las opciones de cena son simples, estas personas se levantan más livianas y van a tener hambre. Al principio les costará adquirir el hábito de comer a primera hora, pero poco a poco la situación cambia y se reorganiza todo. Solo te digo una cosa para dejar de hablar de la primera comida del día, ¡desayuna sí o sí!

La hora de la comida

Los horarios de comidas en España no son los ideales ni para nuestros biorritmos ni para nuestro peso. Ya hemos visto que las personas que comen más tarde de las tres de la tarde son más propensas a engordar. Aquí normalmente se come pasadas las dos y media del mediodía y a esa hora ya es demasiado tarde, no solo por esto, sino porque la energía del meridiano de estómago está muy baja.

Lo ideal sería desayunar pronto, entre las siete y las nueve, y comer a la una como tarde. Es importante hacer comidas de digestión suave a base de grasas de calidad y de hidratos bien mezclados, ya que hay pocos ácidos a esas horas, o proteínas de fácil digestión, como los huevos, las verduras y las hortalizas, sin poner demasiados ingredientes en el plato. El motivo es que a esas horas el estómago no está muy fuerte, si comemos copiosamente, lo único que querremos es descansar la comida, ya que este descanso es necesario para hacer bien la digestión. Los alimentos que mezclan mejor con proteínas son los vegetales no amiláceos como las acelgas, las espinacas, las lechugas, el calabacín, la calabaza, los berros, los espárragos, las alcachofas, los pepinos, los rábanos, las endivias, las escarolas, los pimientos, etcétera.

Si no tienes tiempo real para comer, yo recomiendo hacer un picoteo completo a base de frutos secos, sándwich vegetal y batidos verdes con superalimentos y semillas. Y luego que cenes pronto y bien.

La cena suave

Las cenas a mí me gusta que sean suaves. Incluso te diría que si te tienes que saltar alguna comida, esa sea la cena, siempre y cuando hayas comido bien. Es mejor que cenes poco porque el intestino por la noche no trabaja. Durante esas horas se saliniza, ya que tiene su propio ritmo eléctrico basal que lo marcan las células intersticiales de Cajal, y a estas se lo marcan los ritmos circadianos. El tejido adiposo también tiene su horario.

Las doce de la noche es una hora máxima de expresión de los genes del tejido adiposo, por eso cenar mucho facilita que aumente la masa grasa. A las dos de la madrugada es la hora de la leptina. A las ocho de la mañana es la del corticoides, por eso nos podemos poner en acción. A las diez de la mañana es la de la adiponectina, una hormona que interviene en el metabolismo de las grasas y de los hidratos con funciones cardioprotectoras y antiinflamatorias. También, a las ocho de la tarde es la hora de máxima expresión de los genes del tejido adiposo.

Cenar tarde ayuda a que te resulte más fácil coger peso, ya que, según la guía *Guide to better health*, durante el periodo de sueño aumenta la insulinemia por culpa del GLUT2, que transporta la glucosa, la producción de insulina y la glucocinasa. Espero que ahora entendamos por qué cuando cenamos tarde, nos levantamos llenos. Por tanto, para mejorar nuestra salud circadiana lo que tenemos que hacer es sincronizar los horarios de comida y el ejercicio físico. Ya que tanto la luz como los horarios de las comidas son los grandes sincronizadores externos más importantes de los ritmos circadianos de nuestro organismo. Alterando los ritmos, mareamos al cuerpo y al final se volverá menos eficiente.

El resumen de esto: cena pronto y alimentos de digestión suave. Por ejemplo, cena sopa de trigo sarraceno, mijo con verduras, bacalao con verduras, tortilla con verduras, por ponerte algunos ejemplos de cenas muy ricas y muy digestivas.

Hoy en día, mucha gente padece de reflujo y una de las causas que lo producen es cenar mucho. El reflujo no solo es de estómago, también puede ser biliar, y como la bilis es alcalina, al mezclarse con los ácidos del estómago, abre la puerta de este y es cuando nosotros lo notamos en el esófago. Además, si esto pasa cuando estás dormido, puede interferir en tu calidad de sueño porque afecta a la laringe y a la faringe.

EL HORARIO DEL CUERPO

Ahora que te acabo de contar el horario que tiene nuestro cuerpo por la noche, me he venido un poco arriba y me han entrado ganas de explicarte cómo es su horario. Conocerlo te va a ayudar mucho a la sincronización de las comidas y el ejercicio que te he pedido que hagas en el apartado anterior. Te pongo la agenda diaria de tu organismo.

— 2:00 a.m., sueño profundo.

— 4:30 a.m., temperatura corporal más baja.

— 6:45 a.m., elevación aguda de la presión arterial.

-- 7:30 a.m., cesa la secreción de melatonina.

— 8:30 a.m., actividad intestinal probable.

— 9:00 a.m., máxima expresión testosterona.

— 10:00 a.m., estado de vigilia alto.

— 14:30 p.m., coordinación óptima.

— 15:30 p.m., tiempo de reacción rápido.

— 17:00 p.m., eficacia cardiovascular y tensión muscular óptimas.

— 18:30 p.m., presión arterial máxima.

— 19:00 p.m., temperatura corporal máxima.

— 21:00 p.m., secreción de melatonina.

— 22:30 p.m., supresión de actividad intestinal.

Otra de las maneras por las que podemos entender qué es lo que está haciendo el cuerpo es atendiendo a los meridianos de las medicinas orientales. Los meridianos son como canales energéticos que conectan y comunican todo el organismo. Los hay de muchos tipos pero solo vamos a fijarnos en los doce principales. Cada órgano y meridiano tiene su máxima energía en un periodo de dos horas. Empezaremos por el meridiano de la energía hepática:

1:00 a 3:00, hígado
3:00 a 5:00, pulmón
5:00 a 7:00, intestino grueso
7:00 a 9:00, estómago
9:00 a 11:00, bazo
11:00 a 13:00, corazón
13:00 a 15:00, intestino delgado
15:00 a 17:00, vejiga
17:00 a 19:00, riñón
19:00 a 21:00, maestro corazón
21:00 a 23:00, triple recalentador
23:00 a 01:00, vesícula biliar

El hígado a nivel energético es el encargado de limpiar el organismo de toxinas, además de las emociones o las perturbaciones. Por eso, si tenemos problemas o pensamientos que nos preocupan, solemos despertarnos por la noche. Es por esto, para no entorpecer su trabajo de eliminación, por lo que es tan importante cenar poco.

El meridiano de pulmón es a la hora que los monjes tibetanos suelen meditar. El pulmón es el órgano que distribuye, con la ayuda del corazón, la energía. A esa hora dormimos profundamente porque se mejora la respiración y la oxigenación de la sangre. Si nos despertamos a esa hora, ya podemos tener una idea de qué órgano necesita de nuestra atención. Viendo los horarios de los meridianos nos podemos hacer una idea de cómo nos tenemos que cuidar. Por ejemplo, tomar una infusión en la hora de la vejiga nos ayuda a eliminar líquidos.

LAS MEZCLAS

Desde mi punto de vista, mezclar bien los alimentos es algo importantísimo porque facilita mucho las cosas y no supone grandes esfuerzos. Es algo de lo que ya hablé en mi primer libro. Mezclar bien los alimentos permite no acumular un superávit de toxinas. El cuerpo, aunque comas sano, genera desperdicios y sustancias que si se quedaran en el cuerpo dificultarían su trabajo. Estas sustancias las llamamos comúnmente toxinas.

Aunque el organismo tiene muchos recursos para eliminarlas, yo prefiero facilitarle el trabajo de salida. Esto es como ir cargada con la compra, que gracias a Dios puedo con ella, pero también podría coger un carrito con ruedas para no llevar tanto peso y no utilizar tanta energía. Además, ayuda a evitar la retención de líquidos porque la asimilación de alimentos bien mezclados:

— Favorece la digestión.
— Equilibra el peso corporal.
— Reduce las partículas no digeridas.

Si no mezclamos bien los alimentos, las enzimas digestivas no podrán trabajar a gusto, ni ser eficaces, y todo pasa porque ellas hagan un gran trabajo ya que están programadas químicamente para eso. No hay que olvidar que los alimentos están compuestos por muchas sustancias diversas y cada uno, debido a sus múltiples nutrientes, necesita un proceso específico de digestión y digestibilidad a nivel gástrico e intestinal, que no se hace en poco tiempo.

Al contrario, tardan bastante tiempo, que es otro de los motivos por los que no estoy de acuerdo con las cinco comidas o con picotear todo el día, aunque sean cantidades pequeñas. Cada uno tiene su tiempo. Por ponerte varios ejemplos: el pollo necesita entre tres y cuatro horas; las conservas entre cuatro y cinco horas, y las verduras, entre tres y cuatro horas. Por eso a mí me gusta hacer un plato único y con pocos ingredientes, y la clave para que no te falte nada a lo largo del día es variar. En mis planes de alimentación siempre doy varios desayunos, varias comidas y varias cenas, para que así tengas que variar sí o sí cada dos o tres días.

Mezclar bien los alimentos es una de las cosas más fáciles y entretenidas que puedes hacer por ti, porque si no llevas esta práctica a cabo, todo esto se pone en marcha para mal. No solamente digieres mal, con todo lo que eso conlleva, sino que tampoco le llega al cerebro lo rica que estaba la comida en un tiempo adecuado. Así que tú, además de no absorber bien los alimentos, te puedes notar hinchado y tener gases, sin sentirte saciado.

Voy a intentar explicarte qué mezcla bien, con qué, y lo que no se debería mezclar a diario para tener una buena digestión.

— Las féculas, como las patatas, con verduras y huevos. Esta es la única mezcla de proteínas y féculas que me gusta porque el huevo es de muy fácil digestión y a nivel nutritivo se complementan bien.

— Los cereales, como el arroz, la avena, el centeno, el mijo o el trigo, con verduras, semillas y frutos secos. También los podemos combinar con un poco de queso natural o un puñado de legumbres. Nunca mezclarlos con frutas ácidas.

— Alimentos animales, como el pollo, el pescado, la ternera o los huevos, con verduras y frutas ácidas como, por ejemplo, el agua con limón que ayuda a hacer la digestión. Los alimentos que mezclan mejor con proteínas son los vegetales no amiláceos como las acelgas, las espinacas, las lechugas, el calabacín, la calabaza, los berros, los espárragos, las alcachofas, los pepinos, los rábanos, las endivias, las escarolas, los pimientos, etcétera.

— Legumbres con cereales y verduras. Aunque prefiero las legumbres solas o con algas en pequeñas cantidades y hacer luego otra comida con hidratos.

— La leche sola. No con café o carne. Siempre es mejor opción una infusión después de comer. El café con leche entorpece la digestión.

— El yogur no va bien con frutas ácidas.

— Las frutas que fermentan rápidamente, como las cerezas, la sandía, el melón, los melocotones, las peras, las fresas, siempre solas. Al igual que el melón y la sandía, siempre solos. Siempre será mejor comer las frutas con el estómago vacío.

— Frutos secos y semillas o queso o fruta dulce.

— Fruta deshidratada con frutos secos.

— Las frutas ácidas no se deben mezclar con leche ni cereales.

— No es conveniente mezclar carnes con pescados.

— No mezclar legumbres con carnes ni huevos ni frutas ácidas.

— No mezclar los cereales con fruta, a excepción del plátano, la manzana o el coco, que van bien con avena o mijo.

— El café solo con proteínas animales, ya que es ácido.

— Se pueden usar grasas buenas en todas las comidas. Grasas tipo mantequilla, aceite de oliva, de coco, ghee o aceitunas.

Ya que estoy, te voy a hacer unas cuantas mezclas que están muy buenas y son muy saludables.

En general:

— No mezclar en la misma comida: ácidos con almidones (pasta con tomate), carnes con almidón (carne con pan/patatas), proteínas animales con carbohidratos.

— Una proteína por comida (o carne o huevos).

— Grasas y proteínas en comidas separadas: mantequilla o mahonesa con carnes o pescados.

— No mezclar azúcar y almidón: bollos, pasteles con crema, pan con miel.

Estas combinaciones las solemos hacer habitualmente pero llevarlas a cabo, como mínimo un par de veces a la semana, le da un gran descanso a nuestro sistema digestivo que, como decía Cervantes: «La salud de todo el cuerpo se fragua en la oficina del estómago».

Desayunos

— Tortitas de copos de avena y teff con ghee, semillas y *psyllium*.

— Pan de centeno con aguacate, aceite de oliva y germinados de brócoli.

— Yogur de coco con almendras o avellanas, arándanos y pasas.

— Pan de centeno, de espelta o kamut con queso natural y hojas verdes con aceite de oliva virgen extra.

— Porridge de avena o de mijo o de arroz con canela, corteza de limón o naranja rallada.

— Bollo casero de algarroba y dátiles.

— Magdalenas caseras de zanahoria y almendras.

— Huevos revueltos con champiñones, semillas de cáñamo y plantas aromáticas con aceite de oliva virgen extra o de coco y aguacate.

— Tortitas de copos de amaranto y copos de mijo con kuzu o *psyllium* y sal sin refinar.

Comidas

— Guisantes estofados con verduras y un poco de arroz.

— Pasta de espelta con verduras, almendras y semillas de cáñamo; con salsa pesto y queso parmesano.

— Hamburguesas de mijo con harina de garbanzos o mandioca y salsa de remolacha.

— Alubias con verduras y algas hiziki.

— Azukis estofadas con calabaza.

— Pollo al horno con limón y especias.

— Steack-tartare con ensalada.

— Pizza de quinoa con verduras y almendras ralladas.

— Langostinos con leche de coco, verduras y curry.

Cenas

— Coca de verduras con espárragos y consomé.

— Escalivada con quinoa o tostada con hummus de guisante.

— Verduras salteadas con hummus y pan de espelta.

— Croquetas de amaranto con champiñones.

— Lentejas rojas estofadas.

— Sándwich con hummus de remolacha.

— Pescado con verduras.

— Mariscos y moluscos con ensalada y verduras.

— Coliflor con parmesano al horno.

— Ensalada de col.

— Pizza de quinoa.

En mi libro de recetas puedes encontrar más sugerencias.

Variar sabores, texturas y colores

Sabores

De la misma forma que hay que variar de alimentos para tener una gran disponibilidad de nutrientes, también tenemos que variar de sabores. Siempre tendemos al sabor dulce o al salado y eso, además de atrofiar nuestras papilas gustativas, hace que, por un lado, cada vez queramos más ese sabor y, por otro, según la medicina tradicional china, que nuestros órganos trabajen peor. Para ellos, cada sabor está relacionado con un órgano, por eso si comemos mucho de uno, acabaremos por «agotar» a ese órgano. Los sabores tienen propiedades dietéticas, terapéuticas y energéticas; son los que tonifican los órganos.

De hecho es donde están los antioxidantes de los que hablábamos antes (son los que dan el color y el sabor). Solo por el sabor que más come una persona, podemos intuir cómo tiene el órgano que se relaciona con él. A través de los sabores también cambiamos nuestra naturaleza química. Por ejemplo, ellos vinculan el páncreas, antes de que se supiese de la existencia de la insulina y las enzimas, con el sabor dulce. Lo relacionan con el transporte (que precisamente es la labor de la insulina) y con la transformación (que es la labor de las enzimas) de los alimentos. Los sabores para la medicina tradicional china no están en los alimentos que parecen obvios. Por ejemplo, el cerdo para ellos es salado y la ternera dulce. Vamos a repasarlos por encima para que simplemente tomes conciencia de que hay que utilizarlos todos. Al igual que un alimento tiene diferentes tipos de nutrientes, también tiene distintos sabores. Para que lo entiendas mejor, el mijo es dulce y amargo. Vamos a verlos uno a uno. Los sabores son cinco.

— *El ácido*. Es el que se relaciona con el hígado y la vesícula biliar. Tonifica y desbloquea el hígado. Es antiinflamatorio, desintoxicante y alcalinizante. Se puede encontrar en el chucrut, el limón, el pomelo, la manzana, la naranja, el albaricoque, el vinagre, el vino, la cerveza, el queso ácido, el tomate o el trigo. La gente de constitución frágil debe tomarlo con precaución. En exceso puede crear retención de líquidos.

— *El amargo*. Es el que se relaciona con el corazón y el intestino. Favorece la digestión, el drenaje y la eliminación. Es útil en caso de retención, pero no en exceso porque «seca». Se puede probar en la alcachofa, la achicoria, la escarola, el boldo, el mijo, el centeno, el café, las alcaparras, las espinacas o el té negro y verde.

— *El salado*. Tonifica el riñón y la vejiga. Tiene acción sobre los huesos. Desintoxica, pero en exceso debilita la sangre y los huesos. Es laxante y estimula la función digestiva. Está en el pulpo, el calamar, la gamba, la langosta, la cebada, el pato, el pescado blanco, la sardina, la sepia o en la berenjenay las acelgas.

— *El dulce*. Tonifica el páncreas y el estómago. Armoniza, refuerza, tonifica y promueve la formación de líquidos. Relaja y regula la tensión, pero un exceso puede producir flema y retención. Es el que tiene que priorizar en todas las comidas. Tienen este sabor las frutas dulces, el arroz, la calabaza, la patata, el boniato, la zanahoria, las almendras, los guisantes, las lentejas, las judías verdes, el cardo, el hinojo, el brócoli, la cebada, los garbanzos, la lechuga, el maíz, el champiñón, la mantequilla, los berros, el apio, las acelgas, el melocotón o el plátano.

— *El picante.* Tonifica el pulmón y el intestino grueso. Es un sabor que ayuda a ascender la energía porque tiene efecto termogénico. Promueve la circulación de la sangre y la energía. Lo notamos porque al comerlo sudamos y tenemos calor. Un exceso puede sobreestimular los pulmones. Tienen sabor picante el apio, el rábano, la menta, el ajo, el chili, la pimienta, la canela, el curry o el clavo.

Lo mejor es que siempre esté presente el sabor dulce en todas las comidas con dos o tres sabores más.

Texturas

La medicina tradicional china también tiene en cuenta la textura. Lo mejor es que exista un equilibrio. Si comemos pasta que es blanda, le ponemos unas semillas que son duras o algunas verduras «al dente» para que sea un plato energéticamente completo. También tienen en cuenta el efecto termogénico del alimento, que no es lo mismo que la temperatura a la que te lo comes. Por ejemplo, para ellos, las carnes rojas calientan y las frutas enfrían.

Otro asunto importante es su grado de hidratación. No es lo mismo comer queso curado que queso de untar, aunque los dos tengan las mismas calorías. El primero le irá mejor a las personas que tengan flacidez y el blando a las personas más atléticas.

Como ves, las texturas para las medicinas tradicionales son muy importantes también. Así como los alimentos crudos tienen más beneficios, y ahora ya sabemos que es porque mantienen sus enzimas intactas, también son más difíciles de digerir. Por eso, para las cenas es mejor utilizar alimentos cocinados al vapor, estofados, sopas o tipo wok. Porque el cocinado aumenta su digestibilidad y evita la pérdida de calor.

Colores

Hazte platos llenos de colores, sabores y texturas. Es en los colores donde se guardan los elementos fitoquímicos de las plantas que nos aportan un montón de sustancias antioxidantes. Aunque no tengan propiedades nutritivas, las tienen antioxidantes y tonifican la inmunidad, ya que son estos elementos los que protegen a las plantas de la radiación UV y de las infecciones virales y bacterianas.

— Los pigmentos rojos del tomate y verdes de la lechuga contribuyen a la absorción de los rayos ultravioletas para evitar sus efectos dañinos.

— Los componentes aromáticos de la cebolla y el ajo ejercen protección contra las infecciones causadas por virus y bacterias.

— Las frutas y verduras de color rojo/morado, como el arándano, la uva o la ciruela, o la lombarda, poseen flavonoides con propiedades tonificantes para la sangre por su contenido en antocianinas.

— Las frutas y verduras naranjas tienen beta-carotenos y alfacarotenos, precursores de la vitamina A, con propiedades protectoras para los ojos, la piel y las mucosas y los pulmones. Los encontramos en la zanahoria, la calabaza, el mango, la mandarina o el melocotón.

— Las frutas amarillas o verdes poseen luteína zeaxantina y carotenoides, como el aguacate, el melón, el maíz o la espinaca.

— Las crucíferas poseen sulforafanos con poderes anticancerígenos muy potentes. Están en el brócoli, las coles de Bruselas, la col, el nabo o el rábano.

— Las de color blanco poseen organosulfidos con efecto inmunomodulador, antiinfeccioso, sobre la circulación o anticancerígenos.

— Las de color verde tienen gran cantidad de clorofila, el pigmento de las plantas que ayuda a oxigenar la sangre, favorece la desintoxicación y fortalece el sistema inmunológico, entre otras cosas.

Las medicinas tradicionales sabían de sus efectos, aunque no supieran que se debía a estos compuestos. Hoy en día están muy estudiados, sobre todo por el doctor Carl F. Rehnborg, uno de los primeros científicos que aisló los componentes de las plantas. Gracias a su investigación, la industria láctea se dio cuenta de que los animales que se alimentaban con alfalfa daban más leche. Uno de sus suplementos más conocidos estaba hecho a base de perejil, berro y alfalfa. Actualmente se siguen estudiando, y conforme se analiza el beneficio de las plantas, cada día se encuentran más.

Hábitos a la hora de comer

A la hora de alimentarnos, igual de importante que lo que se come, es comerlo bien. Teniendo buenos hábitos alimentarios, vamos a mejorar mucho nuestras digestiones y nuestra salud.

Masticar

Es lo primero que hacemos cuando la comida entra en el cuerpo, y debemos hacerlo bien. Hay que masticar mucho y ensalivar bien. Esto es algo que has oído mil veces y prácticamente nadie lo practica. Como te pedí en mi primer libro, haz la prueba de comer algo y contar las veces que masticas el alimento. Lo perfecto son cincuenta veces. ¿A cuántas has llegado?, ¿diez?, ¿quince? Y ya tienes la mandíbula cansada, ¿verdad?

Te voy a proponer otra prueba, coge un trozo de fruta o lo que quieras, dale un bocado y mastícalo veinte veces. Vas a alucinar con la cantidad de sabor que sale de la comida que estás masticando. He de reconocer que lo de masticar puede que esté hasta mal visto. De hecho, los que lo hacemos, al final somos tachados de «pesados» porque tardamos mucho en comer, y si estamos en una cena, retrasamos la llegada de los segundos platos. Yo siempre les digo lo mismo a mis amigos cuando me «achuchan»: «Yo no tardo mucho, tú tardas muy poco».

Como te he explicado en un capítulo anterior, el masticar y el ensalivar es parte de la digestión. Cuando son pequeños los trozos de comida, las enzimas trabajan mejor y los jugos gástricos también.

Hacer esto puede suponer la desaparición de síntomas como el reflujo o la acidez, y que a tu cerebro le llegue bien la orden de qué tipo de alimento estás comiendo. Además, si no masticas, puedes terminar atrofiando el sentido del gusto porque no le sacas todo el sabor a los alimentos. Y esto es un problema porque no le mandas señales placenteras al cerebro a la hora de comer y tampoco das tiempo a que se desactiven tóxicos o se atrapen lectinas.

Al masticar «haces al alimento tuyo». Los dientes tienen polaridades diferentes y son inversas, es decir, si el de arriba es positivo, el de abajo es negativo. Esas cargas al masticar impregnan al alimento de nuestra carga energética. Si no le das tiempo a que eso suceda, a tu cuerpo «le costará más reconocerlo» como suyo.

Según algunas culturas, es una forma de meditación también. Por eso, para saber que tenemos que masticar y no olvidarnos, como nos pasa siempre, lo mejor es elaborar un «ritual» cuando vamos a comer. Puedes agradecer, dar tres palmadas o cantar una canción. Haz lo que te plazca, pero si lo haces rutina, tu cuerpo sabrá que se acabó el estrés por un rato y que toca comer. Por tanto, preparará todo tu sistema digestivo para empezar a comer y disfrutarás más el «aquí y ahora».

No correr

Esta ha sido una de mis mayores peleas con mi marido, Luis. Cuando le conocí, comía en cinco minutos. Era impresionante la rapidez con la que engullía todo lo que había en el plato. Siempre que le reprobaba porque es algo que me pone muy nerviosa, él, que es el «excusas», me decía: «Es que yo soy niño de internado y ahí había que comer rápido que si no te la quitaban». Aparte de ser el «excusas», es exagerado. Claro, al rato de comer se sentía con el estómago hinchado y con digestión pesada.

Normal, había pasado todo el trabajo que tienen que hacer los dientes y la saliva al estómago. A ver, no es tanto «comer despacio», tampoco hay que eternizar ese momento, pero cuanto más lo saborees, lo ensalives y lo «pienses», más eficaz será tu digestión.

Cuando comemos, hacemos de todo, menos pensar que estamos alimentándonos. Miramos el móvil, hablamos, incluso discutimos. Lo perfecto sería comer pensando en que estás comiendo y disfrutando de este hecho con tranquilidad. Te voy a decir algo para que me hagas caso a lo de comer tranquilo: comer rápido, engorda. Sí, así es, aunque no te lo creas. Cuando empiezas a comer, se pone en marcha una hormona que se llama CCK (colecistiquinina). Cuanto más tiempo estemos masticando, más aumentan los niveles de la hormona CCK, que es la que se pone en contacto con la de la saciedad, la leptina, y le dice: «Súbete al cerebro y di que paren de darnos de comer que con esto nos llega». La leptina se lo transmite al cerebro y este da la orden de parar de comer haciéndonos sentir saciados. Esta «cadena» de órdenes dura unos veinte minutos.

Si en esos veinte minutos comes como si no hubiera un mañana, vas a llenarte el cuerpo de comida que no necesitas, pero si te lo tomas con tranquilidad y durante esos veinte minutos comes relajado, disfrutando y masticando, vas a ingerir menos cantidad de comida y de mejor manera. Tomátelo como un concurso en el que tienes veinte minutos para comer, pero el que gana es el que menos come.

De hecho, piénsalo. Conoces a alguien, de los que comen despacio, sí, esos que consideras unos pesados por lo que ralentizan ese momento, que tenga sobrepeso? Seguro que no. Te voy a poner otro ejemplo. Cuando vas a un restaurante y pides dos platos, si el servicio no es bueno y tardan mucho en traer el segundo, hay veces, por mucha hambre que tuvieses al sentarte, que te dan ganas de decirle al camarero: «Llévatelo porque ya se me ha pasado el hambre». Pues eso es que han pasado los veinte minutos y ya le ha llegado el *mail* al cerebro de que estamos saciados.

La cantidad

Cuando comemos más cantidad de la que necesitamos, se acumula demasiada energía y esa energía hay que contenerla, es decir, la tenemos que guardar. Esto no es un almacenaje gratuito porque, por un lado, genera muchos radicales libres, y así como el ADN de nuestras células está protegido por unas proteínas llamadas histonas, la mitocondria no tiene nadie que la defienda.

Por otro lado, nuestras enzimas se saturan porque no hay un número ilimitado de enzimas por comida. Además, no olvides que el epitelio intestinal, «la piel del intestino tan fina como la del párpado», se debilita, la flora intestinal se altera... Total, que ya esa barrera tan importante que tenemos se empieza a confundir entre lo que debe pasar y lo que no.

Un dato para que te tomes más en serio lo de las cantidades: uno de los tratamientos antienvejecimiento más efectivos, científicamente comprobado, es la reducción calórica.

Los líquidos

Hay mucha gente que se cree que beber durante las comidas es bueno, incluso piensan que adelgaza porque el estómago se llena y así se come menos. Pues no, ninguna de estas dos afirmaciones es cierta. Lo mejor es no beber demasiados líquidos en la comida, porque los jugos gástricos se diluyen y si son efectivos es por su concentración, no solo por la cantidad.

Si bebes mucho, también distiendes las paredes de tu estómago y, al hacerlo más grande, necesitas más comida para sentirte saciado. Recuerda que, además de hormonas, en el estómago están los receptores mecánicos, que son los que se activan cuando la comida toca su pared, y ellos también se encargan de decirle al cerebro que ya hay suficiente. Este también es uno de los motivos por los que se dice que beber agua «llena», pero yo tampoco creo eso al cien por cien. Es verdad que llena por este motivo, pero no sacia, y si bebes una gran cantidad de agua solo para eso, cuando tu cuerpo no lo necesita, lo único que consigues es hacer trabajar de más a tus riñones y eliminar electrolitos gratuitamente. Lo mejor es beber en pequeñas cantidades varias veces al día, para mantener una presión e hidratación constante.

Lo mejor para beber durante las comidas es una infusión o un consomé. Es decir, hay que beber líquidos que calienten el estómago, pero siempre en cantidades pequeñas, porque las bebidas frías paralizan la digestión y solidifican las grasas, haciendo que tu digestión dure más tiempo. También se puede optar por una copa de vino por el calor que produce en la tripa. Este es uno de los motivos por los que a veces nos sienta peor el blanco, porque no la calienta tanto y es más ácido. Y, por el contrario, a las personas que tienen calor en el estómago, esta bebida les sienta mal.

Lo mejor es beber agua de la mejor calidad posible. El agua del grifo, sobre todo de las grandes ciudades, no tiene la calidad que cabría esperar. Cada vez hay más polución en el aire y en el suelo debido al uso de plaguicidas, que también te los bebes. Las cañerías están llenas de cobre y metales pesados, como el aluminio o el plomo, que cuando entran en nuestro organismo, acampan a sus anchas interfiriendo en el buen hacer de las hormonas y dándole de comer a plagas como la cándida, que no hay quien la equilibre. Además de alterar el equilibrio de nutrientes, por ejemplo, el cobre interfiere en la absorción de cinc, y este es imprescindible para la insulina y la tiroides, y del hierro.

El cloro que se le tiene que echar aumenta los radicales libres, además de tener restos de medicamentos. Por otro lado, también debemos fijarnos en la calidad del agua embotellada que compramos y de qué tipo de plásticos utiliza para su transporte, tanto por la sostenibilidad del medioambiente como por los tóxicos del plástico en sí, como el bisfenol A o BPA. Es efectivo tener filtros de agua en casa. Los hay de diferentes tipos, por eso lo mejor será que te dejes aconsejar por un profesional para saber cuál es el que más te conviene.

Conclusiones finales de unos hábitos saludables

Es importante que estos hábitos los tengas presentes en tu día a día. A lo largo de este libro, lo que pretendo es que pongas la atención en lo que puedes hacer de verdad, lo que está realmente en tu mano, que es todo lo que haces antes de que el alimento llegue a tu estómago.

Que aprendas qué es lo que pasa mientras comes, lo que te ocurre una vez que el alimento está dentro de tu organismo, cuando ya es difícil que hagas nada. Es imposible que puedas controlar las miles de reacciones químicas que se suceden en tu organismo al instante en ese proceso. Aquí, se trata de que lo que comas entre en tus células porque, aunque no te lo creas, eso no siempre sucede. Porque si ocurriese, yo me pregunto: ¿cómo puede ser que después de comer te entre tanto sueño?, o ¿por qué, aunque comamos bien y durmamos ocho horas, seguimos sintiendo cada vez más fatiga? Y es que a veces es crónica, y hace que siempre estemos como a medio gas. Sencillamente porque no basta con que comas nutrientes, sino que también han de poder ser utilizados correctamente.

Si no los compras de calidad, no los mezclas bien la mayoría de las veces y no los masticas, estos no llegarán a su destino como deberían, y a la larga puede tener consecuencias poco agradables porque se generan más radicales libres. La pared de tus células se endurece (o esclerosa) y al final, por mucho que comas, todo se queda a su alrededor. Esto hace que por dentro la célula no tenga nutrientes para sobrevivir y realizar sus funciones de forma eficaz y, por otro lado, a su alrededor todo esté patas arriba. Por ejemplo, estás picoteando todo el día porque necesitas azúcar, pero en lugar de entrar al interior de la célula y utilizarse correctamente, se queda fuera la mitad. Además, hay otros factores que también influyen como los metales pesados, que, como son muy oportunistas, ocupan espacios que no les corresponden.

TENEMOS SOBREPESO, PERO ESTAMOS MALNUTRIDOS

Si yo le contase a mi abuela que viene gente a mi centro quejándose de que tiene sobrepeso y cuando analizas bien su situación, resulta que está malnutrida, no se lo podría creer. Si lo piensas bien, estamos comiendo todo el rato, pero cuando nos hacemos analíticas, estamos malnutridos. Es decir, nos faltan vitaminas o hemos desarrollado enfermedades carenciales, como la anemia y la osteoporosis, pero, a la vez, hay más sobrepeso y obesidad que nunca.

La obesidad o el sobrepeso son un exceso de energía. Cuando hay excedente la lleva a la despensa. Pero no te creas que se va así, sin más. Lo que comemos se convierte en energía para recomponer todas esas células muertas que se pierden todos los días. Si esto no pasara, no tendríamos dientes porque se erosionarían, pero como los vamos formando día a día parece que siempre están iguales.

También esa energía nos ayuda a eliminar lo que no necesitamos para poder mantener nuestras funciones y necesidades diarias. Por otro lado, nos permite pensar, masticar o realizar las miles y miles de funciones que se suceden a la vez en el cuerpo. Por eso es tan importante tener energía. Entonces ¿si la utilizamos para tantas cosas, por qué la almacenamos con tanta facilidad? Pues básicamente por dos motivos:

— No necesitamos tanta.
— La que le damos, no le vale.

El cuerpo lo que quiere, es lo que quieres tú: calidad, pero en su medida más o menos justa. Si le damos más cantidad de la que necesita antes de ir a la despensa, o lo que es lo mismo al «michelín», el cuerpo guarda la energía en forma de glucosa en dos armarios. Uno está en el hígado y otro en los músculos. La guarda en montoncitos de glucosa. Los del hígado son montoncitos pequeños que se llaman glucógeno hepático, y en los músculos ya son un poco más grandes y reciben el nombre de glucógeno muscular. Primero se consume la glucosa que hay por la sangre, y si se necesita más, se va soltando la que está guardada. Por ejemplo, cuando hemos pasado algunas horas sin comer o hacemos ejercicio.

Puede llegar un momento en que los armarios se llenen, pero sigamos necesitando guardar glucosa. Entonces es cuando ya se tiene que ir a otro sitio porque en los armarios cabe lo que cabe. Es decir, hay un espacio limitado para almacenar, más o menos unos 250 gramos de glucógeno en los músculos y 140 gramos en el hígado. Realmente es un almacenaje que nos debería bastar para todo el día, pero como comemos más de lo que necesitamos vamos guardando ese excedente, que es el que se va a la despensa.

Porque el cuerpo es como Arguiñano, que en su cocina no se tira nada. Lo guarda todo en la despensa general de la casa en forma de grasa. Esta despensa es muy efectiva porque es capaz de acumular no solo el excedente de azúcar, sino también el de proteínas, grasa o aditivos. Además, es capaz de acumular más energía que el glucógeno o la glucosa y en menos espacio. La grasa, a diferencia de los hidratos, no acumula agua para almacenarse y guarda nueve kilocalorías por gramo, a diferencia de los hidratos (y las proteínas) que guardan cuatro kilocalorías por gramo cada uno.

El tejido adiposo, además de almacenar grasa, también guarda unos genes-reloj que son muy importantes para su «supervivencia», ya que regulan unas sustancias que intervienen en su propio metabolismo: la adiponectina, la leptina o la resistina, que a su vez también afectan al metabolismo sistémico. Es decir, no solo le afectan a él directamente, sino también al resto del organismo. Esto no es malo porque gracias a este mecanismo adaptativo, hemos podido llegar desde las cavernas hasta aquí.

Pero, claro, ahora ni estamos en las cavernas ni tenemos que esperar a cazar para comer. Entonces ¿qué es lo que falla? Pues que nuestro tejido adiposo sigue en las cavernas, pero nosotros ya vamos a la luna. Es decir, nuestras células no han evolucionado tan rápido como nosotros, y ni el tejido adiposo ni las grasas son las culpables.

De hecho, gracias a ellas, nuestro cerebro es el que es hoy en día. Supongo que ya te puedes imaginar que la disrupción de estos genes del tejido adiposo importa mucho a la hora de que una persona sea obesa o no, ya que también tienen una ritmicidad circadiana. Incluso hay estudios que dicen que el 15 por ciento de los metabolitos identificados en el plasma y en la saliva están controlados por el sistema circadiano, y este sistema es independiente del sueño y la alimentación. Como ves, una vez más, aparecen los horarios y los hábitos de vida en escena. Por tanto, si quieres que tu michelín no crezca más de lo necesario, sé ordenado en tus horarios.

La calidad es realmente importante. El aumento de grasas saturadas cambia la distribución diaria de la ingesta alimentaria. Es decir, si comes muchas grasas saturadas y *trans,* que te recuerdo que están sobre todo en los *snacks,* en la bollería y en la comida preparada, los lácteos grasos y cremosos, las carnes o embutidos, ayudas a que tus gustos y la percepción por la comida, así como las ganas de comer que tengas cambie y no para bien. Todo lo contrario, hace que quieras comer más cantidad durante tus periodos de reposo. Por otro lado, la calidad de lo que comemos es tan mala que muchas veces son «calorías vacías», que realmente le dejan al cuerpo muy poco margen de maniobra.

EL METABOLISMO

Lo de planificar tus horarios y comidas, masticar, ensalivar, no correr, tener buenos hábitos durante la comida son puntos que tenemos que tener en cuenta para digerir y absorber bien los alimentos. Del metabolismo, que son todas las reacciones químicas que suceden en tu interior, ya se ocupa tu cuerpo.

Ay, el metabolismo. Esta es otra palabra que se utiliza a la ligera. Y muchas veces le culpamos de lo que nos pasa sin tener mucha idea de cómo funciona. Cuántas veces habré oído eso de «es que yo tengo el metabolismo lento» o «tengo el metabolismo rápido» o, directamente, «es que es mi metabolismo», cuando nunca se han hecho un estudio. Mira, esto me recuerda una anécdota de mi marido, Luis.

Él es hipocondriaco y somatiza los síntomas que oye por ahí. Un día escuchó una noticia en la televisión sobre una persona de la antigua Casa Real que le había dado un ictus. Contaban los síntomas: mareo, pérdida de sensibilidad en el brazo izquierdo y alguno más. Total, que a las dos semanas, se encontraba en casa cuando se acercó a mí, muy nervioso, y me dijo que le iba a dar un ictus. Le intenté tranquilizar, pero fue imposible. Cada vez estaba más nervioso y decidimos ir a urgencias. Al llegar al hospital, le pasaron a un box y el médico de guardia le preguntó que qué le pasaba. Él, directo: «Me va a dar un ictus». Y el médico le hizo una pregunta muy simple, pero definitiva: «¿Y tú cómo sabes que te va a dar un ictus?». Claro, Luis le contó sus síntomas: mareo, pérdida de sensibilidad en el brazo izquierdo... El médico se le quedó mirando porque se dio cuenta de que no le pasaba nada y le espetó: «O sea, que yo he estudiado años y años de carrera, tenemos todo tipo máquinas carísimas aquí para poder ver el cerebro y ver qué le pasa y saber si está sufriendo un ictus, y tú sabes cuándo alguien lo está sufriendo por dos síntomas». Se quedó tan cortado con la respuesta, que se le pasaron todos los síntomas de golpe. El médico le contó realmente por qué síntomas se tenía que preocupar y le mandó al fisioterapeuta para que le viera las cervicales.

Pues eso mismo ocurre con mucha gente y su metabolismo. Ellos han oído cosas, se creen que les pasa igual que a otros que tienen a su alrededor y ya se unen a su tipo de metabolismo. Pero esto es algo más serio, y es un profesional el que tiene que valorar cómo lo tiene. Cada uno se tiene que ocupar de lo que le corresponde: nosotros de masticar bien los alimentos y de mezclarlos correctamente para que las digestiones sean lo más suaves posible. Y el cuerpo que se organice tranquilamente, que él sabe muy bien lo que tiene que hacer.

Lo importante es crear un buen ambiente siempre y estar pendientes de nosotros mismos porque muchas veces, por muchos alimentos integrales que comamos, seguimos insistiendo en que nos falta algo. Esto simplemente quiere decir que no solo es cuestión de lo que comes, sino también de lo que absorbes, de lo que eliminas y, algo más importante aún, de lo que le llega a la célula y de cómo responde ante lo que le llega. Soy un poco repetitiva, ¿verdad? Pues más lo voy a ser, porque me encantaría que esto se te quedara dentro y le dieras la importancia que realmente tiene.

ALIMENTOS DE AHORA Y ALIMENTOS DE ANTES

Supongo que a estas alturas del libro ya sabes cuáles son los alimentos buenos y los alimentos malos. Si no lo sabes, te lo vuelvo a contar. Los mejores alimentos son los naturales, frescos y de temporada.

Tenemos que consumir más cantidad de este tipo de alimentos porque son los que nos aseguran mayor cantidad de nutrientes, de enzimas y de vitalidad. Los malos, la gran mayoría de procesados. Por desgracia, hoy en día, el consumo de estos últimos ganan a los primeros.

Antes se comían más alimentos frescos y de temporada. Esto nos aseguraba que ingeríamos más vitaminas y minerales que hoy en día, porque había menos tóxicos en el ambiente y el suelo donde se abonaban y crecían las plantas estaba en mejor estado. Ahora no solo no comemos suficiente cantidad de vitamina C, sino que, al haber más polución, comparando las dos épocas, necesitaríamos más cantidad de esa vitamina en la actualidad y, sin embargo, tomamos menos. Así están las cosas.

Casi todos los productos envasados contienen azúcar y cuanto más azúcar comamos, más cinc necesitaremos porque si no, no haremos una insulina de calidad. El problema es que como comemos mucho azúcar pero poco cinc, al final tendremos problemas con su metabolismo.

Con el omega 3 y el omega 6 pasa lo mismo. Su consumo está muy descompensado. Compiten por las mismas enzimas, el que gana se lleva la palma. A día de hoy gana el omega 6 en un ratio de 20:1 y ya hemos visto los procesos inflamatorios que desencadena. Este desequilibrio en muchos niños se traduce en hiperactividad por falta de vitaminas, omega 3 y un exceso de colorantes como la tartrazina.

Cada vez está más relacionado la falta de vitamina D3 con un montón de problemas, como la osteoporosis o la ansiedad, y por mucho triptófano que tomemos si no tenemos vitamina D3, mal. Porque esa vitamina también ayuda a modular la serotonina, y esta a su vez modula el sueño, la memoria, el estado de ánimo y la impulsividad. En el intestino, la serotonina modula el sistema inmune, así que si la necesitas mucho más en el intestino porque todo está «manga por hombro», poca llegará al cerebro y al revés. Además, para que la serotonina salga en el cerebro, esta necesita EPA y DHA. Es decir, que ningún nutriente trabaja aislado. Todos los nutrientes trabajan en sinergia.

Ahora se comen más chuches industriales que antes y algunas pueden ser cancerígenas porque llevan colorantes artificiales derivados del petróleo y otros tóxicos que el cuerpo no sabe qué son. De esta manera se va manchando el terreno o entorno celular, que es al fin y al cabo donde viven las células, lo que se conoce como el tejido o sistema básico de Pischinger, por el científico que lo descubrió. Para este científico, en este espacio que rodea a las células, el extracelular, es donde está la clave de la salud.

A través de él llegan los metabolitos y demás sustancias que pueden afectar a las células para bien o para mal, ya que este espacio también incluye los capilares sanguíneos y linfáticos que llevan nutrientes y demás sustancias o sacan los desechos y toxinas. Por eso, si aquí el contenido de cargas tóxicas permanece en el tiempo, todo ese tejido se ensuciará, y esto ocasionará una interrupción en los procesos metabólicos y facilitará el desarrollo de enfermedades.

En condiciones normales y si no se mantiene durante largo tiempo, las sustancias tóxicas son atrapadas eficazmente, pero no es así cuando estas toxinas se hacen crónicas. Es en estas circunstancias cuando se comienza a crear el terreno propicio para adquirir una larga lista de enfermedades y síntomas. Es como si alrededor de tu casa hubiese basura. Al principio no pasa nada, pero si se acumula más y más, cada vez llegarán con más dificultad tus compras (nutrientes en este caso) y tampoco podrán salir tus envíos (las toxinas) porque cada día que pasa la basura que hay alrededor de tu casa se colapsa más y más.

Esto es, especialmente, preocupante en el caso de los niños, que son los que más comen bollería industrial, *snacks,* embutidos, fritos, rebozados, salsas o harinas refinadas y refrescos. Ten en cuenta que todo lo que metes en el cuerpo tiene que servir para algo. Muchos de los alimentos de hoy en día tienen sustancias aditivas que el organismo no sabe qué son, ni las sabe utilizar ni eliminar, y por eso son susceptibles de acumularse.

Además, hay que añadir que los productos de hoy en día han sufrido muchas manipulaciones industriales. El trigo actual tiene cuarenta cromosomas cuando el de antaño tenía ocho. Esos treinta y dos cromosomas de más interactúan con tus genes.

Los panes industriales, la repostería industrial, la pasta de dientes, los cosméticos, que también atraviesan la piel, tienen dióxido de titanio que en grandes dosis bloquea la respiración celular. El problema es que este tipo de aditivo está en demasiados productos que consumimos a diario. Por otro lado, todas las harinas refinadas son azúcares y estos ayudan a aumentar la hipertensión arterial, la obesidad, los triglicéridos, el colesterol y alteran la flora intestinal.

Al final son demasiados elementos en contra y no hay suficientes antioxidantes para defenderse, y al igual que todos los nutrientes trabajan en sinergia, el cuerpo también. Es decir, así como esté tu riñón, funcionará tu vejiga o tu corazón. El funcionamiento del intestino grueso no solo está relacionado con las veces que vas al baño, también lo está con la piel o con el pulmón; la tiroides está relacionada con el intestino, y el cerebro, también; el conducto auditivo con el respiratorio, etcétera.

Con las hormonas pasa lo mismo: si tienes muy alto el cortisol, lo más probable es que tengas baja la hormona de la juventud, la DHEA. Si tienes altos los estrógenos, tendrás baja la progesterona. Si tienes alto el sistema nervioso simpático, el de la acción, tendrás bajo el sistema nervioso parasimpático, el de la relajación. Y ahí se resume todo.

Una dieta y una suplementación personalizada ayuda a tener los nutrientes y los elementos fitoquímicos que necesita tu organismo. Pero si no quieres unas pautas concretas consume en su mayoría los alimentos lo más parecido a su estado original. Son estos los que más salud te aportarán porque te alejan de muchos problemas. Con la industrialización hemos ganado muchas cosas, pero también se han perdido otras tan importantes como la calidad de los alimentos.

¿Qué hay que comer?

Después de todo lo que te he dicho en este libro, viene esta pregunta, que es la que más me hace la gente. Y es normal porque nos ponemos a decir todo lo que nos pasa, y nos quedamos preocupados. Ya no sabemos qué hacer... «Entonces ¿qué hay que comer?». La respuesta es muy sencilla. De todo. Sí, hay que comer de todo. Ojo, que te conozco y te agarras a un clavo ardiendo para hacer lo que quieres. Hay que comer de todo, pero de todo bueno.

No me gustan nada esos planes de alimentación que te quitan los carbohidratos y solo te dejan comer las proteínas, o los que te prohíben comer grasas, o los que solo te permiten ingerir fruta a todas horas... Pero los que menos me gustan son los que te dan productos, como barritas o batidos.

Todos los alimentos son importantes para estar bien nutridos. Los carbohidratos, las proteínas, las grasas, todo. Y, si afinamos más, son imprescindibles todas las vitaminas, los minerales, el agua y la fibra. Necesitamos de todos, porque lo que ocurre dentro de nosotros es como cuando tiras la ficha de un dominó, no para, y dependiendo de la jugada que hagas, la partida se vuelve a tu favor y ganas o se puede volver en contra y pierdes.

Todas las fichas son imprescindibles porque, recuerda lo que te he dicho al principio, dentro del orden que el cuerpo necesita para hacer sus funciones todo se relaciona con todo, nada pasa por casualidad. No es fácil saber qué nos ocurre y por qué, a veces hasta los médicos no tienen una respuesta, por eso lo más importante es que te cures en salud.

¿Cómo tiene que ser la dieta?

Como dice mi cuñado Nacho Canut: «Lo poco gusta y lo mucho cansa». Y eso es así con todo. Por eso, desde mi punto de vista, una dieta para ser saludable tiene que ser simple porque sin una buena digestión no hay una buena absorción. Además, a ser posible, que sea adaptada para la persona en concreto y para sus problemas específicos. Y si no es adaptada, ha de ser variada para que su organismo tenga posibilidad de utilizar todos los nutrientes que necesita. Que yo sepa, en la naturaleza no hay ningún alimento que tenga todos los nutrientes que necesitamos y tampoco en las cantidades que necesitamos.

Al tener una dieta ordenada, simple, «limpia» y variada, te aseguras de que todo llegue, y que llegue bien. Lo que consigues con esto es que el cuerpo pueda trabajar a gusto. Es como los atascos de Madrid, como todo el mundo usa el coche y a las mismas horas, al final llegas al trabajo estresado y con mala cara. Encima no te ha dado tiempo ni a desayunar. Luego en el aparcamiento no hay sitio. Todo por no poder salir cinco minutos antes o cinco minutos después. Pues con los alimentos pasa lo mismo. Si comemos muchos a la vez, se producen los atascos y al final tiene que venir la grúa para unos cuantos porque el «coche» no funciona, con todo lo que eso conlleva.

Puedes madrugar mucho y salir de casa a tu hora, pero eso no quiere decir que llegues a tiempo. Pues lo mismo ocurre en el cuerpo. Por el mero hecho de que te metas algo en la boca o que lo tragues, no quiere decir que ese alimento «forme parte de ti», tienes que involucrarte en más cosas. Por tanto, la «circulación» de tu cuerpo también depende de ti. Si la «circulación» es buena, se gasta menos gasolina, los coches sufren menos, se arrojan menos emisiones al medioambiente, la gente llega más contenta al trabajo y todo es mejor, ¿o no?

LA DIETA COMPLETA

Para mí, como te he dicho varias veces, una dieta completa es en la que se coma de todo. La alimentación debería ser alcalina, antiinflamatoria, con alimentos frescos y gran cantidad de vegetales. Pescado fresco y pequeño, mejor pequeño. Poca o nada de carne, sobre todo evitar la roja, atendiendo siempre a la forma de cocinarla y combinarla. No digo que haya que ser vegetariano. Por ejemplo, la medicina china no contempla el vegetarianismo ni el crudiveganismo, pero los chinos comían poca cantidad de carne. Su alimentación, al igual que la de las poblaciones más longevas, las conocidas como *zonas azules,* se basa principalmente en los vegetales, huevos, pescados y cereales y agua de calidad. Si seguimos una dieta más alcalina que ácida, tendremos más cantidad de oxígeno, nuestro sistema inmune no estará a la defensiva y a nosotros nos resultará mucho más fácil adaptarnos al medio. Se potenciará tu metabolismo para que tengas más energía, tanto para utilizar de una manera correcta lo que entra como lo que tiene que salir.

Vegetales

Hay que comer vegetales de todo tipo y formas porque, al igual que las plantas medicinales, contienen sustancias con capacidad terapéutica y preventiva. Por ejemplo: la alcachofa, los cardos o los nísperos son hepato-protectores. Son astringentes: el membrillo o la manzana, la granada o el níspero. Son remineralizantes: el coco, las almendras, la alfalfa, la col, la naranja o las hojas de nabo. Son laxantes: las ciruelas,

las acelgas o los cereales integrales. Son hipolipemiantes (descienden el nivel de triglicéridos y colesterol): el aguacate, las judías o frijoles, las nueces o el ñame. Son digestivos: la piña, la papaya, el calabacín, las patatas y la okra. Son antioxidantes: las fresas, los cítricos y los frutos secos. Son antianémicos: los pistachos, la remolacha roja, las espinacas, los albaricoques y la fruta de la pasión. Y a diario las verduras de hoja verde. Ya hemos visto la cantidad de propiedades nutritivas y antioxidantes que tienen. En ellas está uno de los elementos principales en la regulación de tus genes, el ácido fólico. Los folatos pueden activar o desactivar los genes de forma adecuada o no.

Come verduras verdes y brotes una vez al día porque ayuda a que tu hígado se desintoxique y a que tengas más cantidad de oxígeno por su contenido en clorofila. Y luego todas las demás, sobre todo crucíferas, porque neutralizan tóxicos. Son las de la familia de la col, coles de Bruselas, coliflor, romanesco, brécol, berro, nabo o rábano... Aliméntate también de espinacas, endibia, rúcula, acelgas, canónigos o remolacha. No dejes de consumir cebolla, alcachofa, espárragos, zanahoria cruda y puerros. Son alimentos que le vienen bien a tu flora intestinal. Tampoco la cebolla dulce o roja y la cebolleta, porque son sustancias azufradas que son muy buenas para el hígado y el pulmón. El ajo es muy bueno también pero si no lo toleras lo puedes tomar de vez en cuando en cápsulas.

Iniciar las comidas con una pequeña ensalada a base de brotes o germinados aporta enzimas digestivas, evita la leucocitosis digestiva o el estado de inflamación que se produce en el intestino al empezar la comida con alimentos cocinados, además de producir sensación de saciedad.

En general, las verduras de hoja verde son diuréticas e hipotensoras; son antianémicas, ya que su alto contenido en vitamina C favorece la absorción de hierro y tienen gran cantidad de oligoelementos, clorofila y pequeñas cantidades de proteína, como la lechuga, la achicoria, los berros, el diente de león, el apio, el perejil, la escarola, la endivia y las judías verdes. Los tubérculos, como la patata, el boniato, la lechuga, el tupinambo o la mandioca, nos aportan hidratos de carbono. Es recomendable que las que pertenecen a la familia de las solanáceas, como el pimiento, el tomate, la berenjena, la patata, el pimentón o el pepino dulce entre otras, se consuman principalmente en verano por su contenido en solanina. La solanina engloba un grupo de sustancias, los alcaloides, pueden llegar a ser tóxicos, por eso no es bueno comer patatas que hayan germinado. Estas sustancias pueden ser especialmente tóxicas para las personas con problemas articulares o autoinmunes.

Frutas

Come frutas de temporada. Están llenas de vitaminas, sobre todo C, minerales y elementos fitoquímicos, fibra y agua. Ayudan a desintoxicar el organismo, regulan el tránsito intestinal y son antioxidantes. La única «fruta» que consumo todo el año es el aguacate, que además de hacer que descienda el nivel de colesterol y triglicéridos en sangre, es antianémico, protector de la mucosa digestiva y tonificante. La mejor hora para consumir fruta es en ayunas y sin mezclar con otro tipo de alimentos. Si mezclas frutas come las ácidas y las dulces separadas. Son dulces: dátiles, higos, plátanos, uvas pasas, ciruelas secas o caqui. Son semiácidas: papaya, albaricoque, mango o pera. Son ácidas: naranja, granada, manzana ácida, pomelo, tomate, fresas, frambuesas, piñas o limones. El melón y la sandía siempre solos y separados.

Frutos secos

Come frutos secos, solo una nuez de Brasil tiene la cantidad de selenio que necesitas en un día, y recuerda que el selenio es imprescindible para la tiroides. La nuez es muy buena para el cerebro, las castañas son muy nutritivas y las que menos grasa tienen. El pistacho y el cacahuete son ricos en hierro. El anacardo es uno de los más irritativos en problemas de permeabilidad intestinal. Entre mis favoritos está la almendra porque tiene tropismo por el pulmón y es el más rico en calcio, pero puedes consumir todos a no ser que tengas problemas concretos por los que limites su consumo.

Que no te asusten sus grasas porque son saludables y tienen proteínas de muy buena calidad. Después de las legumbres, son el alimento natural más rico en proteínas, y si las mezclas con legumbres o cereales, forman una proteína completa. Además, nos ayudan a prevenir el estreñimiento y favorecen al hígado por su contenido en colina; son ricos en oligoelementos como el cinc, el cobre o el manganeso y elementos fitoquímicos y antioxidantes, como las isoflavonas, los fitosteroles o los flavonoides.

Yo los guardo en la nevera, porque a temperatura ambiente es más fácil que cojan bichos. Ese es uno de los motivos por los que jamás como cacahuetes que no estén recién abiertos. El cacahuete es muy propenso a tener aflotoxina, que con el nombre ya te lo dice todo. Según Hulda R. Clark, doctora en Biología y Fisiología e investigadora incansable sobre todo lo que tuviese que ver con los patógenos que atacan al cuerpo, este tipo de toxinas se pueden implantar en el hígado. Por eso todo lo que lleve grasa, yo lo guardo en la nevera. Te parecerá una exageración, pero como yo soy alérgica a los ácaros del polvo y de la comida, me curo en salud y desde que lo hago hace años que me encuentro mejor.

Cereales

Come cereales integrales y, si es posible, ecológicos. Si no lo haces, decántate por los cereales «comunes», ya que si son integrales, pero no ecológicos, te comes todas las sustancias químicas como los pesticidas y plaguicidas. Si no los compras ecológicos, opta por cereales como el arroz basmati, el mijo (es de mis favoritos), el sorgo o el teff. Son cereales que, a diferencia del trigo, no están muy manipulados. También puedes incluir la cebada, la avena, el centeno, la espelta o el kamut. Es conveniente que los consumas en su forma original, que también están muy buenos, o en forma de copos para hacer tortitas, que son una buena manera de elaborar desayunos y meriendas. La avena equilibra el sistema nervioso, tiene gran cantidad de calcio, hierro y vitamina B1. La cebada es de fácil digestión; el centeno evita la degeneración de las arterias por su contenido en rutina;

la espelta es de fácil digestión y muy nutritiva; el mijo tiene más proteínas que el trigo y no tiene gluten; el sorgo en cuanto a su composición es parecido al maíz pero con más provitamina A y proteínas. El maíz es bajo en grasas y rico en proteínas, minerales y vitaminas.

Setas y hongos

Come setas y hongos en general. Aportan proteínas que en pequeñas cantidades son de buena calidad, vitaminas del grupo B, minerales como el fósforo, el potasio y el hierro u oligoelementos como el cobre o el cinc. También facilitan fibra en forma de celulosa en cantidades superiores a muchas frutas y verduras y tienen pocas calorías. Algunas poseen propiedades medicinales, como la shiitake, enoki, maitake, melena de león, cola de pavo, cordyceps sinensis o reishi.

Semillas

Come semillas de lino, de cáñamo, de sésamo, de sésamo negro, de chía, de girasol o de calabaza porque están cargadas de energía vital, además de contener muchísimos nutrientes, como las proteínas y los ácidos grasos, antioxidantes y fibra. Las puedes utilizar en ensaladas, batidos, y todo tipo de platos. Si las consumes muy a menudo como yo, puedes usarlas también trituradas. Al igual que los frutos secos, guárdalas en la nevera. Las semillas como la quinoa, aunque se consume como cereal, son de la misma familia que las acelgas, las espinacas o la remolacha. Se considera una proteína completa, además de tener gran cantidad de calcio y fibra y pocas calorías. También se consume como cereal el amaranto, pero es una semilla con una buena calidad de proteínas, vitaminas del grupo B y hierro. También el alforfón o trigo sarraceno es una buena fuente de proteínas.

Legumbres

Come legumbres, ya que aprovechan el nitrógeno, indispensable para formar proteínas, del suelo. Son antidiabéticas, evitan el estreñimiento y la hipertensión arterial por su gran contenido en potasio y por ser bajas en sodio. Combaten la anemia y disminuyen el riesgo de cálculos biliares. Tienen vitaminas de grupo B, folatos, hierro y fibra y elementos fitoquímicos, como las isoflavonas y los fitosteroles. Tampoco hay que abusar de su consumo porque tienen purinas que se transforman en ácido úrico en nuestro organismo (por eso se desaconseja su consumo en gota o exceso del mismo). Al ser acidificantes siempre es mejor consumirlas con hortalizas que son alcalinizantes. Al mezclarlas con cereales, forman proteína completa. Si te producen gases, puedes ponerlas a remojo en agua, y si las viertes en agua hirviendo es más efectivo, y es mejor cambiar el agua una o dos veces. O también puedes tomar una enzima, la alfa-galactosidasa, porque es capaz de desdoblar sus oligosacáridos antes de que lleguen al intestino grueso. Son legumbres el garbanzo, la lenteja, el altramuz, la soja, el cacahuete, el azuki, la judía mungo y el frijol, entre otros.

Germinados

Incluye en tu dieta los germinados porque son alimentos cargados de fuerza vital. Son ricos en sustancias de gran valor biológico, como las vitaminas o las enzimas. Entre sus propiedades está la de estimular los procesos digestivos y regenerar la flora intestinal. Son antioxidantes, depurativos y remineralizantes. Comerlos es muy sencillo, simplemente hay que lavarlos y listo. Algunos como los de alfalfa son antihemorrágicos, remineralizantes y estimulantes de las

defensas antiinfecciosas. Otros, como los de la cebada, el brócoli, el puerro o el kale, son especialmente
recomendables.

Algas

De vez en cuando añade algas a tu dieta. Son vegetales acuáticos que se usan como alimento. Constituyen
una buena fuente de minerales, especialmente de
yodo, calcio, hierro y magnesio, también de folatos.
Son saciantes, aportan hidratos de carbono, proteínas
de baja calidad, a excepción de la espirulina, que seca
contiene el 70 por ciento de proteínas de alta calidad
y sodio. Contienen vitaminas del grupo B. Las algas
en sí mismas no contienen vitamina B12, sin embargo, las bacterias que suelen acompañar a algunas algas,
como la espirulina, producen esta vitamina en cantidades significativas, pero solo una pequeña parte es
aprovechada por el organismo. Aun así, no se puede
descartar a las algas como fuente de vitamina B12.
Evitan la acidez de estómago, son laxantes, aceleran
el metabolismo, evitan la obesidad y reducen el colesterol.

Pescados, mariscos y moluscos

Hay que comer alimentos ricos en omega 3 como el pescado azul, pero también los blancos como el bacalao que, además de tener omega 3, es rico en triptófano. Por eso, para cenar es muy buena opción. En general, los pescados son ricos en proteínas de buena calidad, tan completas como las de la carne, con la ventaja de que son más digeribles porque poseen menos fibras colágenas. También tienen vitaminas del grupo B, incluida la B12, vitamina A, E y D, sobre todo los grasos. Aportan minerales como el fósforo. Tienen poco calcio a excepción de la anchoa, que tiene más que la leche. El hierro, aunque en menor cantidad que las legumbres y las carnes, es hierro *hem*, mejor asimilable que el de los vegetales. También yodo, sobre todo el de agua salada. El sodio, independientemente de que sean pescados de agua dulce o salada, en cantidades considerables, y como tienen poco potasio, los que están conservados en sal deben ser consumidos con moderación en casos de hipertensión. Es mejor consumir pescados pequeños porque tendrán menos tóxicos y siempre preocúpate por saber su origen. La anchoa, la sardina y la caballa son los pescados menos contaminados porque se alimentan solo de plancton, no son carnívoros. Los preparados de pescado tipo surimi, que significa «músculo de pescado» en japonés, está compuesto de masa muscular, almidón, principalmente de cereales y aditivos, generalmente de glutamato monosódico y saborizante extraído del marisco o de las angulas, por eso se debe consumir con moderación.

Se denominan mariscos a los animales marinos invertebrados, especialmente los crustáceos y los moluscos. Los crustáceos son la langosta, el cangrejo, el bogavante, la cigala o la gamba, y los moluscos son el mejillón, las ostras o las almejas (los bivalvos), el pulpo, la sepia o el calamar (los cefalópodos). Los crustáceos aportan proteínas completas, sobre todo colágeno, por eso hay que masticarlos muy bien para que no resulten indigestos. Los moluscos, sin embargo, son deficitarios en algunos aminoácidos. Tienen omega 3 y colesterol. También glucógeno y vitaminas como la A, B, C y D. Las ostras y las almejas tienen vitamina B12. Cien gramos de ostras aportan ocho veces la cantidad diaria recomendada de B12. Son ricos en hierro *hem* fácilmente asimilable, y cinc.

La langosta y el langostino tienen ácido úrico, especialmente en la cabeza. Todos los pescados y mariscos contienen cierta cantidad de mercurio. No se recomienda su consumo en casos de inmunosupresión, insuficiencia renal crónica, enfermedades hepáticas, alcoholismo y falta de acidez gástrica. En estos casos se produce una mayor susceptibilidad a los posibles gérmenes patógenos y toxinas que contienen los mariscos.

Si no comes pescado, toma gran cantidad de semillas de lino. Unos treinta gramos te ayudan a mantener tus niveles óptimos para tener suficiente cantidad de omega 3. Las semillas no hace falta triturarlas siempre, hay que masticarlas. Las que rompas con tus dientes te aportarán nutrientes, y las que no, te ayudarán a mantener tu higiene interna. Yo las suelo consumir de las dos maneras:

— Trituradas, para asegurarme mi aporte en omega 3 porque como poco pescado.

— Sin triturar porque ayudan a que mi intestino esté limpio.

También, al igual que todos los productos grasos, es mejor guardarlos en la nevera.

Carnes

Las carnes rojas contienen proteínas, entre un 15 y un 20 por ciento de su peso; porcentaje superior al de los cereales, pero inferior al de las legumbres. Son proteínas de fácil digestibilidad y su valor o calidad biológica, aunque muchos piensen lo contrario, no llega al cien por cien, sino al 75 por ciento porque aunque tienen todos los aminoácidos esenciales, no los tienen en la proporción ideal, como es el caso de la metionina, el triptófano y la histidina. Contienen minerales como el hierro, pero no en gran cantidad, ya que cien gramos de carne de cerdo o ternera aportan entre el 7 y 8 por ciento de las cantidades diarias recomendadas. Las más ricas en hierro son las de cordero, aportan entre un 14 y 16 por ciento, y las vísceras, entre un 40 y 50 por ciento. Aportan también vitaminas del grupo B y colesterol. Contienen agua, cuanto más joven el animal, más agua tiene. Fibra colágena que forma los tendones y la trama fibrosa del músculo. Está formada por una proteína, y no tiene que ver ni en cuanto a su composición ni en cuanto a sus propiedades con la fibra vegetal de tipo celulósico. Al calentarla se transforma en gelatina.

Poseen grasas y su contenido depende mucho del tipo y parte del animal. El músculo se llama parte magra que apenas tiene grasa visible, pero sí tiene grasa invisible o intramuscular. La de pollo y la de pavo son las que menos grasa tienen, además tienen menos contenido en ácidos grasos saturados y más poliinsaturados. Las de pato y ganso son las que más grasa y vitaminas del grupo B contienen. Tiene hidratos de carbono en forma de glucógeno.

Las carnes rojas también aportan compuestos nitrogenados no proteínicos. Son sustancias que contienen nitrógeno en sus moléculas, pero que no son proteínas. Aunque se encuentran en muy pequeña cantidad, hay que tenerlos muy en cuenta porque son muy activos fisiológicamente y pueden producir efectos indeseables. Algunas son:

— La creatina que, al reaccionar con los aminoácidos de la carne y los nitritos que se añaden como conservadores, forma las nitrosaminas.

— También se encuentran en este grupo la urea, el ácido úrico (sobre todo en el pollo y las aves en general), la purina (la que confiere el sabor típico de la carne, pero que se convierte en ácido úrico en el organismo) y la creatinina, sustancias de desecho del animal que para que nuestro organismo las elimine, ya que no las puede aprovechar, ha de hacer verdaderos esfuerzos metabólicos, debilitando principalmente el hígado y el riñón.

— La hipoxantina es una sustancia (purina) de acción tan estimulante como la del café; es responsable de un efecto euforizante y puede crear adicción.

— Las aminas vasoactivas, como la histamina y la tiramina, provocan hipertensión arterial, ya que actúan principalmente sobre las arterias, sobre todo en la carne de cerdo (en la muy madurada y mal conservada).

Las carnes se deben consumir poco hechas o crudas porque no contienen aminas heterocíclicas o hidrocarburos aromáticos como el benzoprieno (que también se halla en el tabaco) ni las nitrosaminas. El calor favorece su formación espontánea en las carnes que han sido tratadas previamente con nitritos, como los jamones, embutidos u otras. Todas estas sustancias tienen acción cancerígena. Además, cuando se cocinan a altas temperaturas sus proteínas pierden su valor biológico porque se produce lo que se conoce como *reacción de Maillard*. Son compuestos insolubles que nuestro organismo no es capaz de aprovechar. Se originan cuando los aminoácidos como la lisina reaccionan con los hidratos. Por las altas temperaturas, también se destruyen aminoácidos termolábiles (como la cistina, la leucina o la lisina) y se pierden vitaminas del grupo B. Si se hacen en caldos a fuego lento, estas vitaminas quedan en él aunque también reposan sus aminas heterocíclicas. Por eso hay que consumir muy ocasionalmente las carnes asadas en barbacoa, a la plancha, a la parrilla o en fritura y siempre retirando las partes grasas.

La carne cocinada con cebolla y ajo es menos cancerígena que sola, según investigaciones realizadas en el Instituto de Ciencia de los Alimentos de Taichung (China). Una vez sacrificado el animal, su carne no queda en una situación estable, sino que sufre una serie de modificaciones en las siguientes horas y días. Dependiendo del momento de su consumo, la calidad de la carne puede variar significativamente. En la carne recién sacrificada existe menos proliferación bacteriana y menos sustancias tóxicas como la hipoxantina, pero también menos sabor, por eso no se recomienda su consumo por la noche. En general, es menos apetitosa porque su textura es blanda y elástica y no está al alcance de todos.

La carne madurada es la más tierna y sabrosa, pero, por otro lado, también desarrolla más bacterias y más sustancias tóxicas. Cuando se sobrepasa el plazo óptimo de maduración de la carne (veinticuatro horas para las aves y catorce días para las carnes rojas), se produce una excesiva proliferación bacteriana. Tampoco olvides que, en general, la carne tiene antibióticos, hormonas, esteroides anabolizantes para aumentar su masa muscular, como el clembuterol que se emplea en América; agonistas beta-adrenérgicos que excitan al animal y le hacen quemar más grasa; antitiroideos para frenar su metabolismo y que así aumente de peso; sedantes para que tolere mejor el estrés, el frío, el cansancio o la pena por las condiciones duras e insalubres en las que se les obliga a vivir... Si quieres evitar gran parte de estos añadidos, infórmate sobre su origen y su alimentación.

Si comes mucha carne, ingiere mucha fibra, bebe agua de calidad y toma gran cantidad de vegetales de hoja verde. Lo más recomendable es que su consumo no sea más de dos o tres veces a la semana. Aunque la carne de pollo y la de pavo son menos nocivas que las carnes rojas, son más susceptibles a la contaminación bacteriana. Como se publicó en la prestigiosa revista *American Journal of Clinical Nutrition*: «El consumo de carne se está cobrando un impuesto en el consumidor; y también, en la salud de los más pobres del mundo».

Huevos

Los huevos son fantásticos y recomiendo siempre que sean ecológicos porque los tóxicos se acumulan en la yema y la calidad del huevo depende de lo que haya comido la gallina. Su clara nos aporta proteínas de la mejor calidad, albúminas, y en buena cantidad. Por algo a la proteína del huevo se la considera proteína perfecta. Es mejor consumirla cocinada porque tiene avidina, una proteína que impide la absorción de la biotina, una vitamina del complejo B que se encuentra en la yema.

También la yema tiene proteínas como las fosfoproteínas y las lipoproteínas. Sus grasas son de varios tipos. Tiene triglicéridos donde predominan las mono y poliinsaturadas sobre las saturadas. También fosfolípidos, como la lecitina y el colesterol. Su cantidad es alta, pero si comemos pocos fritos, rebozados, azúcares y grasas *trans* no suben nuestro colesterol total. Hay muchos estudios que avalan que el colesterol de los huevos no es perjudicial, todo depende de lo que incluyas en tu dieta diaria.

Tiene vitaminas liposolubles como la A y E. Después del hígado de pescado es la fuente natural más importante de vitamina D. Cuenta también con vitaminas hidrosolubles del grupo B, incluida la B12. Un huevo aporta la tercera parte de la CDR (cantidad diaria recomendada) de esta vitamina para un adulto. No tiene vitamina C. Posee minerales como el fósforo y el hierro. Su hierro es *no hem,* como el de los vegetales, por tanto, se absorbe mal alrededor de un 10 por ciento, pero la vitamina C de otros alimentos puede mejorar su disponibilidad. Un contenido relativamente elevado de sodio. Contiene oligoelementos como el selenio, imprescindible por su labor antioxidante.

Los huevos se digieren y asimilan muy bien si están cocinados. Hay que desechar los que tienen fisuras profundas o la cáscara rota por contaminación, al igual que los que tienen heces. Hay que conservarlos en la nevera y nunca más de tres semanas. Para saber si un huevo es fresco, se introduce en un vaso con agua. Si se hunde es fresco; si flota, no, porque a medida que pasan los días se va evaporando parte del agua que contiene por los poros de su cáscara y esto hace que aumente la cámara de aire que hay en su interior.

Aceites

Los aceites son las grasas de origen vegetal, líquidas a temperatura ambiente, que se obtienen a partir de semillas como las de girasol o frutos como el de oliva y de frutos secos como la nuez o la almendra. Deben consumirse los que son de primera presión en frío, obtenidos mediante procedimientos mecánicos para que tengan todas sus propiedades. Contribuyen, al igual que todas las grasas, al transporte de vitaminas liposolubles y a favorecer su absorción. Tienen pequeñísimas cantidades de colesterol y triglicéridos que se diferencian dependiendo de los distintos tipos de ácidos grasos del aceite. Tienen sustancias insaponificables no grasas en pequeña cantidad, pero que resultan muy importantes, pues de ellas depende el aroma, el sabor, su aporte vitamínico y mineral y sus propiedades medicinales. Estas sustancias son eliminadas en los aceites refinados, ya que industrialmente se las suele considerar impurezas aunque algunas tengan gran valor dietoterápico.

Los aceites son muy importantes, aunque en sí mismos son alimentos desequilibrados, ya que ni tienen hidratos ni proteínas ni fibra. Sí tienen vitamina E, sobre todo el aceite de girasol y el de germen de trigo; pequeñas cantidades de betacarotenos y otros carotenoides que se transforman en provitamina A en el organismo; fitosteroles, sustancias parecidas al colesterol, pero de origen vegetal. El principal es el sitosterol. Tienen la propiedad de impedir la absorción de colesterol en el intestino. También lecitina, especialmente en el de soja, que protege al hígado y al sistema nervioso.

— El aceite de oliva es el único que posee cierta cantidad de hierro. Además, el equilibrio entre los ácidos grasos que lo componen hacen de él el aceite ideal. Su contenido en ácidos grasos monoinsaturados como el omega 9, ácido oleico, hacen que este aceite sea el que más se aproxima a las recomendaciones propuestas para prevenir las enfermedades cardiovasculares. Protege las arterias, disminuye la tendencia a la trombosis, controla el nivel de colesterol, evita la oxidación de las lipoproteínas LDL y actualmente ya se sabe que su oxidación constituye el mecanismo principal por el que se reduce la arteriosclerosis. Sus ácidos grasos monoinsaturados son más eficaces que los poliinsaturados para evitar su oxidación, por tanto, en este caso es más efectivo que las semillas. También protege el hígado, y resulta útil en los trastornos de la vesícula porque facilita su vaciamiento. En ayunas y solo tiene efecto laxante.

— El aceite de coco es muy bueno porque nos aporta ácidos grasos que le encantan a nuestro intestino, como el ácido butírico. Además, tiene ácido láurico y caprílico, que mantienen los bichos a raya y protegen nuestra tiroides. Es muy estable incluso a altas temperaturas. Es recomendable en caso de enfermedades intestinales y pancreáticas. A pesar de su alto contenido en ácidos grasos saturados, no aumenta el colesterol tanto como cabría esperar Además tiene ácidos grasos de cadena media (AGCM). Son ácidos grasos más hidrosolubles que los saturados y por tanto no se incorporan a los quilomicrones (los paquetitos de grasa que salen del intestino hacia el hígado), por esta razón se acepta que no participan en la lipogénesis (formación de grasa). También aumentan el

efecto termogénico de los alimentos y en su metabo-
lización elevan la formación de cuerpos cetónicos
(sustancias que reducen la sensación de hambre y son
bien utilizados como combustible por el cerebro. Este
tipo de grasas también la tiene la leche de cabra.

— El aceite de cacahuete es, después del de oliva y el de colza, el más rico en ácido oleico. Esto hace
de él un aceite estable y cardiosaludable, aunque casi
todo el que se utiliza es refinado.

— El aceite de cártamo es el más rico en omega 3; después del de germen de trigo y de girasol es
el más rico en vitamina E, que aporta gran cantidad
de fitosteroles. Es recomendable en hipertrofia de
próstata, en exceso de colesterol, estreñimiento y en
enfermedades reumáticas.

— El aceite de girasol contiene pocos ácidos
grasos saturados y gran cantidad de vitamina E. Es
saludable sin refinar.

— El aceite de palma tiene cantidad de ácidos
grasos y su uso principalmente se hace con el refinado que no es recomendable.

— El de soja, al igual que el de palma, es muy
utilizado en procesados, margarinas y productos de
bollería porque su sabor es neutro. Como normalmente se usa refinado, pierde todas sus propiedades,
como su contenido en omega 3.

— El aceite de algodón es el que se obtiene de las semillas después de separarlas de la fibra textil que las rodea. Hasta hace poco solo se usaba en la industria química y como combustible. Recientemente, con los progresos en las técnicas de refinado, se ha hecho apto para el uso alimentario, porque se ha conseguido aislar un tóxico de color amarillo que se llama gosipol. Aparece especialmente en helados y margarinas.

— El de nuez es rico en omega 3, por lo que una vez abierto hay que utilizarlo en pocos días ya que se enrancia con facilidad.

— El de sésamo tiene una composición equilibrada, es rico en lecitinas, fitosteroles y sesamol. Un antioxidante natural que lo hace estable y resistente a la oxidación, por lo que pasa mucho tiempo antes de que se enrancie. Es, junto al de oliva, posiblemente el más eficaz para rebajar el nivel de colesterol.

— El de uva no puede extraerse en frío y, al igual que el de cártamo, precisa cierto grado de refinado, por lo que no es recomendable para freír ya que no aguanta las altas temperaturas. A pesar de esto es muy utilizado en procesado.

— El de calabaza es rico en vitamina E, omega 3, cinc y hierro. Desinflama la próstata, y la vejiga de orina. Elimina parásitos intestinales. Solo se puede utilizar en crudo.

Los aceites deben consumirse sin pesticidas químicos ni plaguicidas debido a la gran carga tóxica que poseen. Solo uso para cocinar el de oliva y el de coco, todos los demás los utilizo en frío. Las margarinas aunque son vegetales, al ser sólidas a temperatura ambiente, no son nada recomendables por su contenido en grasas *trans.* Aumentan el nivel de colesterol en sangre, favorecen el endurecimiento arterial y el aumento de radicales libres.

Condimentos y especias

Los condimentos y las especias aportan un gran valor nutritivo a tus platos. Recuerda que es el sabor y el color lo que tonifica tus órganos. De sobra son conocidos las propiedades del limón, el ajo o la sal sin refinar. Utiliza las hierbas aromáticas porque todas tienen propiedades muy beneficiosas tanto para la digestión como para el resto del organismo.

— Tonifican la digestión, eliminan flatulencias, son antisépticas como el tomillo.

— Las alcaparras, además de tener sabor amargo, son ricas en rutina (un flavonoide de acción antiinflamatoria y antioxidante). También son aperitivas, digestivas y diuréticas.

— El eneldo abre el apetito y elimina gases (carminativo).

— El cilantro o coriandro facilita la digestión y tonifica el sistema nervioso.

— El laurel tiene acción eupéptica (facilita la digestión) y carminativa, al igual que la salvia, además de tener efectos antisépticos intestinales. Calma los dolores menstruales.

— El romero también es digestivo, colerético porque facilita el vaciamiento de la vesícula biliar y es antiflatulento.

— El perejil, además de tener hierro, es diurético y tonificante, aunque lo deben evitar las embarazadas.

— La albahaca calma los espasmos digestivos de origen nervioso y las jaquecas asociadas a la mala digestión.

— El orégano es antiespasmódico y sedante.

— El comino tonifica los órganos digestivos.

— El azafrán es muy digestivo.

Consúmelos a diario, y a ser posible variados. Es muy importante su procedencia y envasado para asegurarte de que no tengan más insecticidas que propiedades facilitadoras de las funciones digestivas.

Ten en cuenta de las especias que uses que son algunas partes secas de las plantas y a muchas se las considera medicinales, lo que implica que se han de usar controladamente y teniendo en cuenta sus efectos secundarios y la estación de consumo.

Vinagres

El vinagre es mejor usarlo de manzana o de arroz que de vino, pero tiene más efectos terapéuticos el uso de limón o la lima que, además de potenciar el efecto de ciertas vitaminas y ser antioxidante, es antiséptico, aumenta la secreción de jugos gástricos y facilita la digestión, además de favorecer la absorción de hierro de los alimentos vegetales.

Conclusiones finales para una dieta

No existe la dieta ideal porque todos somos bioquímicamente diferentes. Además, según sea nuestra vida, necesitaremos una dieta u otra. No es lo mismo que hayas tenido cinco hijos que tres o que trabajes debajo de la tierra o en la azotea del edificio. Cada cuerpo economizará sus recursos dependiendo de lo que necesite. Por tanto, come muchos alimentos de origen vegetal, hidratos y grasas de calidad, y proteínas en cantidades moderadas. En general, el ideal está en que se consuman entre el 55 y 60 por ciento de hidratos de carbono, 30 por ciento de grasas y entre el 10 y 15 por ciento de proteínas. Lo que sí está claro, y debe ser una constante en nuestro día a día, es que no debemos abusar del azúcar y de las grasas *trans* o hidrogenadas y que hay que saber lidiar con las emociones. Vamos con estas últimas, que ya verás el papel tan importante que desempeñan en nuestra salud.

Capítulo 4

No todo es comer

COSAS QUE NOS AFECTAN, Y MUCHO

Todo cuenta para estar sano y feliz. No es una cuestión solo de comer bien. Por experiencia propia, sé que por muy bien nutrido que uno esté, para disfrutar de la vida es imprescindible saber cómo nos encontramos y cómo se puede gestionar nuestro estado emocional. Hubo un momento en mi vida que mi estado emocional no me dejaba disfrutarla. Por eso, aunque mi alimentación era correcta, tuve un problema con mi pelo. Lo del pelo era lo de menos, lo importante es lo que estaba debajo, un desbarajuste total.

Ahí me di cuenta de que había algo más y que era importante... Descubrí que mi cuerpo me estaba diciendo algo y no tenía que ver únicamente con la comida. Y el cuerpo, como siempre, tenía razón. Intenté comer mejor, pero no notaba una gran mejoría. El verdadero cambio para sentirme bien lo di cuando comprendí la parte energética y emocional de lo que somos.

Y pude entenderlo también gracias a las personas que venían a mi centro. A pesar de que personalizaba lo máximo posible todas las pautas que les daba, porque somos bioquímicamente diferentes, tenía algunos visitantes que aunque se notaran muchísimo mejor gracias a estas pautas, basadas en cambios en la alimentación y en la suplementación ortomolecular, yo notaba que no era suficiente. Que sí, que el cambio que habían dado era grande y muchos de sus síntomas habían desaparecido, pero había algo que no me dejaba conforme, y además a mí me estaba pasando lo mismo. Al verlos y hablar con ellos, y al ver mi propio caso, sabía que había algo que se me escapaba.

La sutilidad de la medicina tradicional china

Además de leer y estudiar Medicina China, empecé a leer otro tipo de libros menos científicos y fue cuando descubrí las medicinas tradicionales como la china, el ayurveda (medicina tradicional india) o la tibetana. Estas medicinas tienen muy en cuenta tanto la parte energética de la persona como la física, sin dejar nunca de lado la estación en la que estamos. Es decir, además de intentar averiguar dónde y por qué empieza el problema, dan importancia a la estación en la que sucede o comienza ese momento en la vida de la persona. También dan mucha importancia a la estación de nacimiento a la que muchas veces va asociado el inicio o enfatización de los síntomas.

Leí mucho sobre la tibetana, profundicé en el ayurveda, pero la que estudié fue la medicina china. Lo que más me llamó la atención de esta medicina es lo sutil que es. Tanto que el más mínimo detalle en la persona puede cambiar la valoración, o análisis que se hace sobre ella. Estos detalles a la hora de evaluar a una persona son pequeños, sutiles, pero si esta los lleva acabo son fundamentales para que realmente empezara a cambiar y se sintiera mejor.

Me di cuenta de que, a veces, por muy bien que comamos, aunque no nos falte ningún nutriente ni ningún grupo de alimentos, aunque hagamos deporte o estemos bien hidratados, seguimos sin encontrarnos bien. Tenemos ansiedad o padecemos una pena latente que no somos capaces de superar, estamos resentidos o sentimos demasiada excitación por todo, cada día dormimos peor o estamos más cansados. En definitiva, que «algo» nos pasa, aunque en los análisis esté todo bien y comamos fenomenal. Y muchas veces es por culpa de esa pequeña «gotera» que no se nota en lo superficial, pero que se hace crónica en lo profundo, lo que no nos deja mejorar porque, al final, «gotita a gotita» se termina haciendo un boquete.

A través de la medicina tradicional china, me sumergí en la energética como un pez en el agua. Estudié terapias que se basan en ella, como la terapia craneosacral, la reflexología, la iridiología, la digitopuntura, la terapia de ventosas o moxibustión. También estudié la magnetoterapia, la terapia floral, la aromaterapia, la cromaterapia y, sobre todo, la kinesiología, de la que estoy profundamente enamorada por lo bien que funciona.

Nuestra parte energética y emocional

Tener conocimientos sobre todo esto me ha demostrado, por fin, que somos algo más que un cuerpo físico. Además de la física y la química, tenemos una parte energética y otra emocional, y al igual que ocurre con los nutrientes en el organismo que todos trabajan en sinergia, todas las partes que nos componen también lo hacen juntas y coordinadas y si una falla, las otras también. La parte energética y la emocional son tan importantes como la física y la química. Una persona no está completa si no están equilibradas las cuatro partes.

Dependiendo de tu biología, o de cómo funcionan tus órganos, le afectará una parte más que la otra. Esto cuesta entenderlo, pues nos centramos tan solo en la medicina científica, pero ya hay estudios que empiezan a ver a la persona de un modo completo, holístico. De hecho, no hay que olvidar que somos una célula. Cuando el óvulo de tu madre se junta con el espermatozoide de tu padre, da lugar a una célula y es en el interior de esa única célula donde se suceden los cambios para que te formes tú. Dicen las medicinas tradicionales que hasta que el óvulo, el espermatozoide y el útero no están energéticamente cargados de ti no se puede dar el embarazo.

Ellas dan por hecho que lo primero que se forma es la energía, la que atrae ese espermatozoide y no otro, y luego esta se convierte en materia, que es lo que eres tú. Por tanto, la parte tangible no se puede separar de la que no se puede medir.

LO QUE NO ESTÁ BASADO EN LA CIENCIA SON PAMPLINAS

Mucha gente opinará que esto de la energética no tiene ninguna validez, que son pamplinas, pero yo me lo creo a «pies juntillas» porque lo he podido comprobar por mí misma. Pero, no soy yo sola, cada vez hay más estudios científicos que apoyan esta teoría. Hay investigaciones que se han llevado a cabo en equipos multidisciplinares en inmunología, psicología, psiquiatría y endocrinología, que están viendo la relación entre mente y cuerpo, algo que antes se negaba científicamente.

Hace casi cincuenta años, Ron y Janice Keiclot-Caser, un matrimonio de científicos, hicieron un experimento *in vitro* y vieron la influencia que tiene el estrés agudo con el sistema inmunitario. Hicieron un estudio comparando el tiempo de cicatrización de heridas producidas en un grupo de personas no sometidas a estrés y el tiempo de cicatrización en otro grupo de personas con heridas idénticas al anterior grupo, pero sometidas a estrés crónico. Vieron que las heridas producidas en el grupo sometido a estrés crónico necesitaba un 24 por ciento más de tiempo para cicatrizar.

Otra científica, Suzanne Felten, observó en un microscopio electrónico cómo el cerebro transmite información a un linfocito mediante las células nerviosas. Los linfocitos son unas células del sistema inmunitario que se ponen en alerta cuando algo no está bien, como cuando entra un antígeno en el cuerpo. Este experimento demostró que los antígenos no solo son físicos, sino que también son emocionales. Es decir, la mente cambia la bioquímica del cuerpo por la información que trasmite.

Es una pena que la medicina alopática todavía no se meta de lleno en estudiar a la persona a un nivel global, y que siga desarrollando sus estudios por especialidades. Pues como dice Felipe Hernández Ramos, que es una eminencia en medicina ortomolecular, el no estudiar a la persona de esa manera hace que se pierda el sentido de la globalidad y la interpelación entre órganos y sistemas. Él destaca los efectos que tiene la dietética y la nutrición en la salud mental, pero la psiquiatría y la psicología no le dan aún tanta importancia, aunque cada vez hay más estudios y pruebas científicas que lo demuestran.

Ya hay estudios que prueban la cantidad de componentes bioquímicos y celulares del sistema inmunológico que son alterados por las vivencias de las personas: por sus emociones, su nivel de estrés y su situación vital. Todos estos estudios lo que nos dicen es que cuando tenemos algún problema de salud o una enfermedad, no es un departamento en el que hay que meterse a solucionarlo de una forma aislada y ya está. No, esto significa que toda la «empresa» en su conjunto tiene un problema, es decir, que hay un problema en la totalidad de la persona... Un desequilibrio con todos sus condicionantes afectivos, bioquímicos, dietéticos, etcétera.

Hay personas que siguen pensando que son pseudociencias. Yo les invito a que lo prueben y luego lo juzguen. La Organización Mundial de la Salud ya ha admitido la efectividad de la acupuntura, la terapia de los imanes o la magnetoterapia en algunas enfermedades, así como la cromaterapia entre otras. Actualmente, para la OMS la salud es un estado completo de bienestar físico, mental y social, y no solo la ausencia de enfermedad o lesión. Yo cada vez lo tengo más claro, porque lo he comprobado por mí misma. Además de cuidar la alimentación o realizar ejercicio físico, es muy importante saber manejar emociones.

TODO A NIVEL ORGÁNICO Y EMOCIONAL INFLUYE

Partiendo de lo que te acabo de contar, cualquier alteración en nuestro organismo, ya sea a nivel orgánico o emocional, tendrá una repercusión directa en todo nuestro ser, por lo tanto, hay que tenerla en cuenta.

Este pensamiento de que somos un todo y que todo nos afecta lo creen muchas culturas, pero intentaré explicarte, a través de la medicina china, cómo estas tres partes (la física-química, emocional y energética) están conectadas. Mientras estudiaba esta medicina, empecé a darme cuenta de esto, pero también observándome a mí misma y a las personas que venían a verme. Yo siempre les digo que mis dietas no tienen en cuenta las calorías. Para mí, las calorías son lo de menos, lo más importante es la interacción de la energética del alimento con la de tu organismo.

La medicina china, su cultura y su filosofía tienen la misma fuente. Para ellos, el ser humano, en cuanto que pertenece a la naturaleza, no puede escapar de su entorno. Como el hombre es un microcosmos dentro de un macrocosmos, los fenómenos de la naturaleza influirán en su cuerpo. Todo esto lo resumen en la teoría del yin y del yang y con los cinco elementos que son los principios filosóficos de su cultura. Aunque para ellos son movimientos, se les dice elementos por el paralelismo con los cuatro elementos de la cultura griega: la tierra, el aire, el fuego y el éter, pero estos carecen del dinamismo que les otorgan los orientales. Para la medicina china, estos movimientos son fuerzas cósmicas dinámicas y cambiantes e inherentes a todos los fenómenos de la naturaleza. Al igual que me creo la influencia de la luna sobre las plantas o el mar, también me creo estas.

Para ellos toda enfermedad es por un desequilibrio de yin o de yang. Cuando ese equilibrio se pierde, gracias a la regulación de esos cinco elementos o movimientos en la persona, se puede comprender la fisiología (ciencia que estudia el funcionamiento). No es lo mismo dar con la patología (ciencia que estudia los trastornos de los tejidos enfermos, así como los signos y síntomas a través de los que se manifiesta), que comprender porqué le pasa, buscar el tratamiento adecuado y seguir la evolución de la enfermedad. Les interesa tanto restablecer la salud como saber porqué esa persona ha tenido esa enfermedad y no otra. Como dicen ellos, el yin y el yang expresan el origen del mundo; los cinco elementos, su estructura.

LAS ESTACIONES DE LOS CINCO ELEMENTOS

Los cinco elementos o movimientos están relacionados con los órganos del cuerpo, con las estaciones, y se influyen mutuamente. Son la madera, el fuego, la tierra, el metal y el agua. Estos movimientos afectan y se relacionan con los órganos internos y los diversos tipos de tejidos, órganos sensoriales, colores, sabores o sonidos. Los órganos tampoco los entienden como nosotros. Hablan en un sentido metafórico, pero ya verás cómo se parecen mucho a los nuestros.

— El movimiento *madera* se relaciona con el hígado y la vesícula biliar y su estación es la primavera. Tiene que ver con el movimiento, la expansión y el crecimiento. Es movimiento yang. En la naturaleza, la primavera es el nacimiento de las flores. La naturaleza se expande, hay más sol y luz y nosotros tenemos ganas de hacer más deporte. También nos apetecen más las verduras, las ensaladas y los batidos verdes, si lo comparamos, por ejemplo, con el invierno. En primavera hay más viento y este es el que muchas veces provoca cefaleas a personas con debilidad hepática. Para ellos es un factor climatológico muy a tener en cuenta, al igual que es importante para nuestras madres también, cuando somos pequeños, taparnos siempre los oídos cuando hace frío porque se nos mete en los huesos y luego es muy difícil eliminarlo. Su emoción negativa es la rabia, la impotencia o el resentimiento, que aparece si no puede expandirse o desarrollar sus planes. En la vesícula biliar se guarda el coraje, el empuje, el valor y la fuerza para ayudar al hígado a poner en práctica sus planes y si no lo consigue es cuando «tienes que tragar bilis», por eso cuando esto pasa puedes sentir ira y rabia porque el hígado no quiere contrariedades. El hígado también se expresa en los ojos, ayuda a que estén húmedos. Los ojos rojos demuestran ira, y los cristalinos, paz. También tiene que ver con los músculos, los tendones y con las uñas. Para ellos, estas son la prolongación de los tendones. Se manifiesta también en las lágrimas y el grito. Su punto cardinal es el este, y su sabor, el ácido porque es astringente, controlador, hace que no se expanda demasiado y ayuda a retener líquidos. Su color es el verde, verde de los alimentos y verde de la tez cuando está en desequilibrio.

— El *fuego* se relaciona con el corazón y el intestino delgado. También se le llama fuego imperial. Es de energía yang. Está relacionado con el ascenso del movimiento. Su punto cardinal es el sol, lo más alto. Su color es el rojo y su estación es el verano. Su emoción se relaciona con la alegría, la risa; y su emoción negativa es la amargura. Como su movimiento es hacia arriba, y lo que mueve es el fuego, tampoco puede ascender demasiado porque tendríamos agitación o pensamientos locos. El corazón es el que da vida y calor al organismo. El intestino delgado es el que le ayuda a decidir lo que es bueno para él y lo que no descenderá hacia el intestino grueso. Es precisamente en el intestino delgado donde ahora sabemos que se genera gran parte de la serotonina, la hormona de la felicidad, y hoy ya lo llamamos el tercer cerebro (los otros son el corazón y el cerebro). Pero ellos llevan siglos diciendo que en el elemento fuego se alberga el *sheng* o la mente. Se comunica por la lengua, así como sabemos que si nuestras uñas son débiles puede ser por el hígado, si tenemos una lengua muy roja o muy pálida sabemos que el corazón necesita algo. Si está muy roja, es que hay demasiada energía, mucho fuego o calor; y si se encuentra pálida, evidencia insuficiencia o frío. Su sonido es la risa. Actualmente sabemos que la risoterapia es muy efectiva para cambiar el rumbo de muchas cosas que nos pasan, y no lo digo yo, lo dice la ciencia. Su líquido corporal es la sangre a la que gobierna y controla la sudoración. Su sabor es el amargo porque este ayuda a drenar, a eliminar y a calmar el calor.

— El *metal* se relaciona con el pulmón y el intestino grueso. Es energía yang. Para ellos, el pulmón es el maestro de la energía, opera el cambio y está relacionado con la contracción, también con la tristeza y el duelo. La estación que rige al pulmón es el otoño, donde se da la recolección. Su punto cardinal es el oeste. Lo debilita la sequedad y su color es el blanco. Se comunica con la nariz, de él depende el sentido del olfato, controla la respiración y su movimiento es descendente. Su sabor es el picante. El picante es un sabor que le gusta mucho a la gente estresada porque le ayuda a abrir los poros, a desbloquear la energía y a eliminar patógenos. El pulmón también se relaciona con la piel, el sistema linfático, el vello corporal y con la mucosidad nasal. Al gobernar la respiración, vela porque todos los órganos reciban la nutrición. También previene que los líquidos se acumulen y se estanquen. Difunde los líquidos por la piel dándole lustre, ahora ya sabes por qué dejar de fumar deja la piel más bonita, además de porque no ingresas tóxicos en el organismo. Su sonido es el llanto. La voz, si el pulmón está en insuficiencia, será débil y fina con tono «lloroso».

— El *agua* está relacionado con el riñón y la vejiga. Es de naturaleza yin, fría. A los riñones se les considera los emperadores porque es en ellos donde se representa el origen del fuego de la Puerta de la Vida o *Ming Meng*. Es desde aquí desde donde sale el calor para que el corazón tenga fuego, justamente donde para nosotros se encuentran las adrenales, donde está el cortisol y la adrenalina. Son la fuente del yin y el yang «original», lo heredado de tus padres, así como el almacén de la esencia o *jing;* en ellos está el origen de la vida. No solo los alimentos tienen *jing,* nosotros también. El elemento agua representa el fundamento de todos los demás, por eso su cuidado es vital, especialmente controla el corazón. Su estación es el invierno y su punto cardinal el norte. Su sonido es el gemido, su color es el negro, su sabor es el salado y está relacionado con el descenso. Tiene que ver con los huesos, el útero, el cerebro, los oídos y el pelo. También con los ojos y la saliva gruesa. Alberga la voluntad y su emoción es el miedo.

— La *tierra* está relacionada con el bazo. Aunque en los textos clásicos no se hace referencia al páncreas, ciertos autores piensan que el concepto chino de «bazo» hace referencia al bazo-páncreas. Está relacionado con el estómago. Se compara con la madre porque es el elemento equilibrador, el centro, el que nutre, siembra y recolecta. Su estación es a finales del verano y principios del otoño, que es cuando se hace la transición más marcada de yang a yin. Aunque realmente este elemento está en todos los anteriores. Se expresa en los últimos dieciocho días de cada estación, como preparación a la siguiente, porque la energía de cada estación se ha agotado y debe pasar por la tierra para nutrirse y equilibrarse y así abrir la puerta a la siguiente estación. Esta fase de cambio es especialmente acentuada del verano al otoño y del invierno a la primavera. Su función es ayudar a la digestión transformando y transportando las esencias de los alimentos. Es el *órgano central,* dicho desde su punto de vista, en el proceso digestivo. Por eso cuando se daña por una dieta irregular o exceso de trabajo, tanto físico como mental, para ellos representa un sinfín de patologías. Contiene la sangre impidiendo los sangrados, controla la carne y las cuatro extremidades. Se abre en la boca y controla la saliva. Alberga el intelecto y le afecta la reflexión, la humedad externa e interna. Un poco, la equilibra; un exceso, la daña. La humedad para ellos es muy mala porque se implanta fácilmente y luego es muy debilitante y difícil de eliminar. Entra en nosotros de muchas maneras, además de la externa que es más evidente, como cuando nos dejamos el bañador puesto o por estar en sitios con humedades (donde además suele haber mohos). También puede ser la humedad que se forma a nivel interno, si hablamos en relación con la comida, por exceso de alimentos como el azúcar, los helados y lácteos y alimentos fríos por la noche como las natas, ensaladas o yogures. También puede llamarse así al excedente de todo lo que no se puede digerir ni eliminar fácilmente, y a la larga se irá depositando por el cuerpo, tanto en el tejido adiposo como en las articulaciones, en los músculos en forma de contracturas, o en la cabeza en forma de migrañas o cefaleas, etcétera. Si comemos mucho, más de lo que nuestro cuerpo puede gestionar, todo ese excedente se transforma en celulitis y «moco» (para ellos no es solo el que sale por la nariz, sino también el que se deposita en otras partes del cuerpo). También nos hará sentir embotamiento, dolor de cabeza sordo, distensión abdominal o problemas urinarios. Por eso, la humedad y la sequedad tienen que estar muy bien equilibradas. Su sabor es el dulce. Para ellos, ese dulce no es el azúcar, como para nosotros. Su dulce es insípido, equilibrador, como el sabor del arroz blanco sin más. Un exceso de dulce daña el elemento tierra. Su punto cardinal es el centro; su emoción es el pensamiento. Su sonido es el canto y su color es el amarillo. Para ellos, la ictericia tiene que ver más con este elemento, aunque repercuta en el hígado. Su líquido es la saliva. El estómago tiene movimiento descendente y lo acompaña en su función de transformación. Tiene naturaleza yang. Gran parte de sus malestares son por el calor: acidez, gastritis, reflujos...

Como se ha visto cada movimiento tiene, principalmente, dos órganos importantes, por ejemplo, en la madera están el hígado y la vesícula; en el metal, el pulmón con el intestino grueso. Es porque cada movimiento tiene su parte yin y su parte yang. La parte yin la dan los órganos compactos (como el corazón o el riñón), y la parte yang, las entrañas como ellos dicen, que son los órganos que sirven de paso, como el estómago o los intestinos, que son «huecos» y sirven de protección y soporte de los principales. Así, al hígado lo protege la vesícula biliar; el pulmón está protegido por el intestino grueso, el bazo-páncreas por el estómago; al riñón lo protege la vejiga y el corazón está protegido por el intestino delgado.

Muchas de estas puntualizaciones hoy en día nos suenan, las damos por hecho, pero es que ellos ya las tenían en cuenta hace miles de años. Hoy sabemos que gracias a las enzimas podemos transformar los alimentos, que la insulina los transporta al interior de las células gracias al páncreas o que el corazón y la sangre están muy relacionados, pero esto ya lo decían hace más de siete mil años, mucho tiempo antes de que utilizasen la cirugía. A todas estas conclusiones llegaron por observación tanto de ellos, de la naturaleza como de la relación entre ambos.

... Es mejor no alterar los ciclos naturales

Los cinco elementos o movimientos, por tanto, tienen que ver con las estaciones y los órganos. Como movimientos que son no son estáticos, son cambiantes, y ese cambio o movimiento es constante y en círculo. Gracias a ese movimiento, la energía de un órgano puede avanzar para proteger a otro o no. Así también pasa en las estaciones, el invierno da paso a la primavera, la primavera al verano y así sucesivamente, aunque también puede pasar que dentro de la primavera haga tiempo de invierno. Si esto ocurriese, las cosechas se perderían. Así también sucede en el organismo, que si se altera habrá consecuencias. Todo esto es mucho más complejo de estudiar de lo que parece, pero se puede resumir diciendo que el movimiento madera da paso al fuego, el fuego da paso a la tierra, la tierra al metal y el metal al agua. O lo que es lo mismo, gracias a la madera tenemos fuego, ambos producen la tierra, en la tierra están los metales (o minerales), el metal cuando se funde se convierte en líquido, el agua, y el agua genera la madera porque permite que crezca, y así sucesivamente. Este ciclo es el natural, el que deberían seguir, por eso se llama el ciclo de generación. Teniendo en cuenta que los órganos también albergan emociones lo podemos ver de otro modo: si tienes ira contenida, sentirás amargura, y no pararás de darle vueltas a la cabeza... Y tanta reflexión dañará tu energía, te sentirás cansado y alicaído, y al final te quitará la chispa o calor que hace que todo se mueva, que como hemos visto está en el *Ming Meng,* en el agua, o sea, en los riñones.

Esto nos da a entender que así como estén energéticamente unos órganos, estarán los otros. Lo ideal es que siga este curso porque si no es así y cambian las orientaciones, como cuando hace frío en verano, unos órganos en lugar de nutrir a los siguientes, los agredirán, y al final se formará el desequilibrio. No pasa nada porque sientas ira de vez en cuando, pero si esa emoción se instala en ti, podrás tener problemas de nutrición o al revés. Entonces es cuando el ciclo de generación pasa al ciclo de dominación y más adelante al ciclo del insulto u oposición. Es cuando el hígado que tiene que alimentar al corazón y este al bazo-páncreas en lugar de esto, lo agrede. Es cuando no somos capaces de digerir lo que nos pasa o estamos enfadados por no haber podido conseguir algo, comemos. La ira (hígado/vesícula) agrede a la reflexión (bazo-páncreas/estómago). O también si no podemos digerir bien la comida cuando comemos enfadados ya que no tenemos enzimas suficientes para hacerlo porque las bloqueamos. Por eso cuando comemos es tan importante mantener un estado de ánimo equilibrado. Este ciclo dice que la madera agrede a la tierra, la tierra al agua, el agua al fuego, el fuego al metal y el metal a la madera.

Los excesos nunca son buenos

Para los orientales los problemas hormonales también tienen que ver con el estrés, porque si tú le das muchas vueltas a la cabeza, si estás agitado y tienes mucho «fuego», todo el calor de tu cuerpo se va a la cabeza, quedando el «agua» desprotegida. En el «agua», o sea, el riñón es donde está el útero y todo el aparato reproductor, tanto masculino como femenino. Entonces, para ellos esto es un claro problema para tener hijos porque «en casa fría, el niño no quiere estar».

Para que nuestro cuerpo no se descontrole, los elementos tienen que estar en equilibrio y para eso hay que comer de todo, pero con mesura. La mesura es parte fundamental. Recuerda que los sabores son esenciales para el buen funcionamiento de los órganos, así que es bueno que sean variados. Las emociones también afectan a los movimientos y órganos, por eso hay que sentir, pero con mesura. Los excesos nunca son buenos.

Este es un pequeño ejemplo de cómo ellos entienden el organismo, para así prevenir o deducir lo que nos pasa. Hay una concordancia entre la naturaleza y nosotros, y si no eres capaz de ir en concordancia, se producirá la desarmonía y surgirán los problemas.

Para ellos, es muy importante cuándo comienza un síntoma porque piensan que la enfermedad, o el desequilibrio, sigue unos caminos establecidos, que hay una periodicidad. Por eso es importante comer de acuerdo con la estación en la que estamos, para no dañar la energética.

En invierno, como hace frío, hay que comer caliente, y en verano, como hace calor, hay que comer más frío. Al igual que como en invierno hay menos luz, tenemos que acostarnos antes y descansar más; en verano pasa todo lo contrario, al haber más horas de luz podemos acostarnos más tarde. Realmente es muy lógico, quizá algunas cosas son obviedades, como la conexión del cerebro y el intestino o que la comida se digiere en el estómago, pero es que ellos lo descubrieron hace siglos. Me repito porque para mí, cuanto más se descubre sobre el funcionamiento del cuerpo y más importancia se le da a estos descubrimientos, más se demuestra lo poco equivocadas que están estas medicinas tradicionales.

Por tanto, como ellos dicen: «Hay que tonificar agua para nutrir madera, tonificar fuego para fortalecer tierra, tonificar tierra para producir metal, tonificar metal para producir agua; por otro lado, metal y agua se producen mutuamente».

Las dos caras de la misma moneda, el yin y el yang

Como no estamos en clase y lo importante es entenderlo, lo voy a simplificar porque aunque son sencillos de diferenciar a simple vista, una vez profundices, es mucho más complicado de lo que parece. El yin y el yang no son términos independientes, es decir, nada es del todo yin o del todo yang, como la cara y la cruz de una moneda. Una moneda es moneda porque tiene dos partes diferentes, pero una sin la otra no es nada. Es decir, no hay monedas con una sola cara.

Además, el yin y el yang son dinámicos porque se transforman mutuamente, como el día y la noche. Y es esta alternancia la que permite que ambos existan. Buscan constantemente el equilibrio entre sí y son opuestos porque se excluyen entre sí, pero uno equilibra al otro para mantener la armonía. Es decir, es el nacimiento de un nuevo día el que pone en orden a la noche. También tienen la misma raíz porque todo lo que existe es a un tiempo él mismo y su contrario. Por ejemplo, el mismo vaso está medio vacío o medio lleno, y uno se transforma en el otro, que será cuando uno de los dos alcance su máximo, como cuando después de coger frío, tienes fiebre. Por tanto, yin y yang están en todas partes, forman *la unidad* que es lo que ellos llaman el Tao.

Y luego está la teoría de los cinco elementos o movimientos que, si la comparamos con la del yin y el yang, tiene un valor más concreto y real para explicar los fenómenos fisiológicos y patológicos del organismo. Como ya hemos visto, es un sistema de codificación y categorización de las cosas y de los fenómenos del universo con el cuerpo. Estas teorías, y otras muchas de otras culturas, se basan en que todo en el cuerpo está conectado. Nada es independiente. Cualquier cosa, por muy pequeña que sea, repercute en todo el organismo. Es como cuando te quemas un dedo, no solo sufre el dedo, sufre todo el cuerpo. Igual que cuando te dan un beso, no solo lo sienten tus mejillas, lo nota todo el cuerpo.

Nosotros pertenecemos a un entorno, este nos afecta y nosotros afectamos a este entorno. Por eso, dependemos del agua, del sol, del oxígeno y de los alimentos. Romper esa armonía con la naturaleza nos llevará a un desequilibrio que si lo mantenemos en el tiempo puede llegar a ser patológico tanto para la naturaleza (algo que por desgracia cada día se aprecia más) como para nosotros.

Nuestro organismo, como un todo que es, para ser completo tiene que tener una parte yin y otra parte yang. La parte yin es la que está más en contacto con la tierra, la más fría, va desde los pies hasta el ombligo. La parte yang es la que está más cerca del cielo y es la que va desde el ombligo a la cabeza. Lo que está por debajo de la piel es yin y por encima, la superficial, es yang. Lo que está por delante del cuerpo es yin y la espalda es yang.

Para saber hacia dónde tiramos nosotros o nuestra energía, te voy a poner unos ejemplos de lo que es el yin y lo que es el yang.

— Eres una persona que tiende al yin si eres friolero, si sientes cansancio, somnolencia, pesadez o si tienes poca sed. También si tienes la cara y la lengua pálidas, celulitis y mucosidad. Si eres introvertido, melancólico y tienes poco apetito.

— Y eres yang si eres caluroso, tiendes a la sequedad, a la agitación, tienes la lengua y la cara rojas, eres impulsivo, pasional y tienes apetito.

Pero como ya te habrás dado cuenta, este ejemplo es simple y superficial porque puedes tener frío no por el frío en sí, sino que puede ser por falta de calor. Para equilibrar la energética y el funcionamiento del organismo, lo mejor es ir a un profesional.

¿CÓMO INFLUYEN LAS EMOCIONES?

Un poco más arriba ya hemos visto cómo para las medicinas tradicionales las emociones están relacionadas con los órganos. Existe una gran diferencia en lo que respecta a las emociones entre la medicina alopática y la oriental. Aunque ambas reconocen la interacción entre el cuerpo y las emociones, lo hacen de maneras totalmente distintas.

En la occidental, el cerebro se halla en la cúspide de la pirámide formada por el cuerpo y la mente. Las emociones afectan al sistema límbico, los impulsos nerviosos viajan hacia el hipotálamo hasta los centros nerviosos del sistema nervioso autónomo: el simpático y el parasimpático, para llegar a los órganos internos. Pero para la oriental el cuerpo-mente no es una pirámide, sino, como hemos visto más arriba, son unos movimientos, van en círculo donde interactúan los órganos internos y sus distintos aspectos emocionales. Es decir, puedes sentir rabia sin tener ningún motivo emocional, porque tu hígado está sobrecargado, por así decirlo, y es su manera de expresarse. Para la medicina china, las emociones son como una parte integral e inseparable de los órganos y son una causa directa de la enfermedad, porque cada emoción refleja una energía mental específica que se asocia con su órgano correspondiente. Por tanto, para ellos las emociones negativas pueden ser por algo externo o por algo interno. Es decir, son los propios órganos los que en sí mismos poseen una emoción positiva que si se altera se transforma en negativa.

¿QUÉ PASA SI NO CAMBIAMOS NUESTROS PENSAMIENTOS?

Muchas personas creen que las emociones son sentimientos, pero no. Primero son las emociones y estas se traducen en pensamientos, que se convierten en sentimientos. Son esas emociones o sensaciones las que llegan a los receptores de tus células y estas las traducen en pensamientos. Después del pensamiento, va la energía. Por eso se dice que allá donde va el pensamiento va la energía. Por eso la meditación, si es consciente, es tan efectiva, porque es una forma de conducir o canalizar tu energía para que no provoque obstrucciones o estancamientos energéticos.

Decía un médico, del que no recuerdo el nombre, que «el cuerpo se va renovando cada poco tiempo; la piel cada tres meses; el revestimiento del estómago cada tres o cuatro días, pero seguimos con los mismos síntomas y en las mismas situaciones porque no cambiábamos nuestros pensamientos». Seguimos siendo y sintiendo lo mismo porque no cambiamos los pensamientos. De poco sirve la dieta o tomar medicamentos. A mí la reflexión de ese doctor me removió por dentro. Estos pensamientos no nos preocupamos de manejarlos a la hora de establecer un cambio cuando nos encontramos mal. Solo tratamos lo que nos molesta con medicamentos, descuidando lo demás, pues no es lo que nos duele. Para notar realmente un cambio en nosotros, no podemos dejarle toda la responsabilidad del restablecimiento de nuestro bienestar a una medicina, a un médico o a una dieta. Tenemos que involucrarnos en ese cambio al cien por cien.

Las emociones son estímulos mentales que influyen en nuestra vida afectiva, pero si una emoción se convierte en patológica, es decir, si perdura en el tiempo o es más intensa de lo que estamos preparados para soportar, puede transformarse en una enfermedad porque altera la funcionalidad de los órganos. Por eso el estrés emocional es una causa interna que prepara el terreno para que una enfermedad o un síntoma nos dañe.

Los malos pensamientos o las malas emociones son como la comida «mala», que para poder metabolizarla se necesita donar demasiada energía del organismo para mantener el sistema en pie. Lo mismo ocurre cuando piensas en negativo, gastas tanto de ti mismo que al final te agotas. Y ya no digamos lo que nos consume el estrés o la ansiedad que, como se dice ahora, se están convirtiendo en las enfermedades más preocupantes del siglo XXI.

LAS EMOCIONES NOS PUEDEN ALIMENTAR O DESNUTRIR

Las emociones nos alimentan o desnutren porque al igual que necesitamos los alimentos, el oxígeno, el agua y el sol, las necesitamos a ellas también. No solo para emocionarnos y nunca mejor dicho, sino también para sobrevivir.

Los animales no hablan con palabras, pero utilizan su lenguaje y las expresiones de su cara para comunicarse igual que nosotros. La materia blanca y gris de nuestro cerebro nos permite hacer uso de las palabras para crear frases, el lenguaje de los animales es por sonidos o por canciones como las ballenas (algo que acaba de revelar un prestigioso estudio científico). Pero antes del lenguaje y los signos están las emociones.

Si las emociones nos alimentan o desnutren, es muy importante distinguirlas y luego reconocerlas para poder controlarlas y que no nos «machaquen». Este control tiene que ser siempre desde un punto de vista de «aliado», no de enemigo. Y nunca fingir. Cara a la galería a veces no nos queda otro remedio, pero nunca te engañes, porque cuanto más te mientas o te separes de ti mismo, más te costará encontrarte. Siempre alíate contigo mismo para que tu pena o frustración por justificada que sea no te anule, porque puede llegar a hacerte trizas.

El 70 por ciento de las enfermedades crónicas tienen un componente emocional evidente..., o no. Entenderlas o identificarlas es muy importante porque, como hemos visto, se hacen objetivas en el cuerpo. Las emociones son energía en movimiento. Tienen circuitos propios en el organismo. Por ejemplo, la inteligencia emocional domina circuitos propios en el cerebro a expensas de la inteligencia cognitiva. Emociones realmente hay muchas, pero las básicas son cuatro o cinco y a partir de ahí se diversifican y están relacionadas con los órganos.

Se dice que el aprendizaje más importante es el emocional. Pues es al que menos caso le hacemos. Saber, sabemos muchas cosas, pero le sacamos poco partido a lo largo del día. Manejar bien las emociones te llevará a evolucionar mejor porque te proporcionan placer, y este hace que segreguemos unos neuropéptidos que son mensajeros de la inteligencia adaptativa, que se llama red mente-cuerpo.

Las emociones tienen energía, vibración y frecuencia. Te contraen, como la tristeza, o te expanden, como lo hace la alegría. Te hacen reír o te hacen llorar. Esto es muy resumido, porque para la medicina china, por ejemplo, hay treinta estados de ira. Y solo hemos hablado de la ira. Esto nos da una idea de la importancia que le dan a las emociones porque son energías que se convierten en fuerza. Como cuando estás enfadado y te enfrentas a lo que haga falta.

Necesitamos todas las emociones, tanto las positivas como las negativas. Igual que el sistema nervioso simpático necesita al parasimpático o el día necesita a la noche, nosotros necesitamos relajación para excitarnos y excitarnos para sentir relajación, o sentir pena para distinguir la alegría.

UNA DIETA PARA INFLUIR EN LAS EMOCIONES

Lo que hago cuando siento emociones negativas o depresivas es saber que tipo de emoción es, para identificar el órgano que está llamando la atención. Entonces voy a la rueda de los cinco elementos de la que hablamos antes y como alimentos de ese órgano y muchos del que le controla y del que él precede. Por ejemplo, si tengo pena como mucho verde, blanco y amarillo y me involucro más en que mis platos tengan más colores y sabores. También me acuerdo de mi sistema límbico, el emocional, porque como sé que depende de la dopamina para sentir alegría de vivir, entonces me acuerdo de los nutrientes que la proporcionan y me involucro para no dejarme llevar por mi pena. Sé que para producir dopamina se necesita cobre y tirosina, un aminoácido, y vitaminas del grupo B, por eso cuando sentimos pena nos da por comer chocolate. También este aminoácido lo encontramos en las almendras o los aguacates. Además de con nutrientes nos podemos alimentar de plantas como la hierba de San Juan o utilizar flores de Bach como la aulaga, ambas nos dan alegría de vivir. O flor del alba, que nos ayuda a aliviar los estados de tensión o estrés.

Y como no dejo la responsabilidad de encontrarme mejor a una sola cosa, además de nutrientes o plantas, evito el azúcar y el café, duermo y descanso más para rebajar mis niveles de estrés y escucho mis canciones favoritas. Como decía, ahora sabemos que la pena se instala en el pulmón, procuro comer alimentos blancos como la cebolleta, el puerro, la coliflor, la patata, el mijo o el ajo, y hacer ejercicios de respiración porque le ayudan a equilibrarse. Si no eres profesional, no hace falta que sepas esto, pero es un ejemplo para decirte que todo, o prácticamente todo, tiene solución o es susceptible de mejorar.

Otra cosa que hay que tener en cuenta es que muchas veces, aunque no nos llevemos grandes disgustos, nos podemos sentir mal anímicamente, simplemente porque la dieta que llevamos no es la adecuada. Ya hemos visto la relación que tienen las emociones con los órganos más importantes de nuestro cuerpo y cómo estos se sobrecargan si comemos mal. Por otro lado, al llevar una dieta inadecuada es entonces cuando debilitamos todo el sistema digestivo pudiendo afectar tanto a la barrera intestinal, al microbioma o la mucosa, como a las secreciones digestivas. Si esta dieta inadecuada es mantenida en el tiempo, podemos padecer síndrome de malabsorción. Como su nombre indica, este síndrome se da cuando no absorbes bien los nutrientes. Como a partir de un nutriente en el cuerpo, gracias a las reacciones químicas, se sintetizan otros, si el primero no se da correctamente, difícilmente se dará el siguiente. Por ejemplo, si yo no absorbo la tirosina, no sintetizaré la dopamina y sentiré falta de motivación; o si no absorbo triptófano, no sintetizaré serotonina, tendré ansiedad y dormiré mal porque esta es la antesala de la melatonina.

Por otro lado, el sistema nervioso entérico, que es el que se encarga de la motilidad o movimientos del sistema digestivo, tiene un sistema propio para digerir los alimentos. Imagina que nuestro sistema digestivo es una cocina, pues ahí el «pinche» sería el cerebro. Si algo va mal y tenemos ansiedad o nerviosismo, podemos tener colon irritable, colitis, acidez o dispepsia. Por eso se dice que ninguna se puede tratar si no se tienen en cuenta las emociones, el factor epigenético, que es el que actúa como puente entre los genes y el ambiente, entendiendo este como el grado de estrés físico, emocional o ambiental (como los tóxicos del tabaco o alcohol, la dieta, etcétera). El factor epigenético no es estático, puede modificarse. Aunque la secuencia del ADN sea constante, la expresión de los genes puede ser distinta porque las experiencias que vivan las células, así como el ambiente donde lo hagan, influyen sobre estas. Por eso reaccionamos de diferente manera a unas canciones que a otras. Nuestras células reaccionan a la energía.

También hay otras enfermedades en las que las emociones están presentes, como la dermatitis, la caída del pelo o las migrañas. Y cómo no, tus emociones también influyen en la flora intestinal, y no olvides que del intestino es de donde sale la mayor parte de la serotonina o la colecistoquinina, otra hor-

mona digestiva que también funciona como neurotransmisor que regula las emociones.

Terapias para las emociones

Como has visto, todo se relaciona con todo y los
mismos trabajadores pueden hacer distintos trabajos.
Por eso, lo mejor es saber integrar todos los aspectos
de nuestro carácter y poner en marcha las estrategias
adaptativas. Una cosa es el temperamento, que es he-
reditario, y otra es el carácter, que es lo que pone cada
uno. Siempre es bueno tener un buen colchón afec-
tivo que te ayude a superar los conflictos, pero hay
terapias que ofrecen herramientas para superarlos.

Hay terapias que te pueden ayudar a pasar el
mal trago, pero tienen que ser personalizadas. Una
muy conocida y que funciona muy bien es la terapia
con flores de Bach.

Eduard Bach es la persona que descubrió esta
terapia. Fue un médico e investigador inglés que era
especialista en patología, homeopatía y bacteriología
y se dio cuenta de que al tratar las personalidades y los
sentimientos de sus pacientes, estos se aliviaban al
desbloquearse. Él las descubrió gracias a una enfermedad que le detectaron. Le dieron pocos meses de

vida. Practicó en él la terapia y murió casi dos décadas después de haberle diagnosticado la enfermedad. No se puede negar que funcionan. Hay muchas flores de Bach que funcionan para diversos estados.

— La estrella de Belén ayuda en los traumas.

— Aulaga viene muy bien cuando estás decaído.

— Larch, cuando uno se siente inseguro.

— Sauce es para la agresividad que te corroe por dentro.

— Pino cuando hay duelo y tristeza.

— Acebo, para la ira.

— Mimulus, para la timidez.

— Heliantemo, para el miedo a lo desconocido.

Bach descubrió treinta y ocho, pero luego se han seguido estudiando otras, como las que se conocen como Flores del Alba, del Mediterráneo o California. Para que sean efectivas no hay que darlas simplemente por definición, sino que se requiere un estudio más profundo de la persona. En todas las edades son efectivas.

CUESTIÓN DE ACTITUD

Las emociones afectan a tu biología más profunda antes que el agua más pura o la vitamina C que te tomas por la mañana. La respuesta fisiológica se condiciona mucho antes por tu actitud.

Ya hemos visto cómo los órganos tienen una emoción y qué nos pasa si tenemos un exceso de estas. Esto te ayudará a identificar realmente qué te ocurre. Si estás todo el día a la que salta, posiblemente necesites drenar tu hígado; o si todo te parece mal o estás amargado, lo necesitará tu corazón. Si eres demasiado precavido y te da miedo todo, tonifica tu riñón. Entender cómo afectan las emociones al cuerpo te ayuda a comprenderte y a saber tratarte mejor. La mente es la que manda, pero también dicta dependiendo de cómo esté tu hígado, que es donde se guardan las metas o frustraciones, o cómo esté tu páncreas, que es donde se guardan la reflexión y tus obsesiones.

Las emociones se combinan para formar sentimientos, y estos se reflejan en tu conducta. Por ejemplo, según la Universidad de Glasgow, la ira y el asco tienen la misma cara o la de sorpresa es igual a la del miedo.

Cuando tenemos una emoción negativa, automáticamente el cuerpo tiene una depleción o caída energética. Lo que realmente produce estrés no es un impacto puntual, sino la piedra, aunque sea pequeña, en el zapato a diario. Por eso nos cuesta tanto relajarnos y, al final, a lo largo del día saltamos a la mínima. El doctor Howell observó que la carencia de energía contribuye a la «destrucción» del tamaño de la glándula pituitaria y que de su estado depende quemar o almacenar grasa. La glándula pituitaria es lo que ciertas culturas llaman «el tercer ojo». También se le nombra como hipófisis y, aunque tenga el tamaño de un guisante, es la gran maestra de ceremonias o, como decía Descartes, el asiento de nuestra alma.

Realmente lo que te impulsa al cambio es esa fuerza interior que puede transformar hasta tu biología. Pero ese cambio no se alcanza hasta que tus decisiones no llegan a lo más profundo de ti, hasta la última de tus células y para eso tienes que creértelo de verdad, sin excusas. Quizá por eso la gente no para de hacer dietas o de empezar a ir al gimnasio todos los lunes. «Ahora» es el mejor momento para cambiar. Por eso a quienes vienen a verme y me dicen: «Bueno, pues ya empiezo el lunes», «Empezaré cuando compre todo lo necesario» o «Después de este puente porque justo me voy mañana», yo les contesto: «Hazlo ahora mismo, y si no vuélvetelo a plantear».

Se empieza ahora. Empezar ahora no quiere decir tenerlo que hacer perfecto desde ya, empezar ahora es posicionarte en otro sitio, en «otro carril», y hacerlo ya. Otra cosa es la velocidad con la que inicies el plan. Pero eso es lo de menos. Lo importante es posicionarse. Porque si no te posicionas, no avanzas.

Amor u odio

Hay que pensar en positivo o, lo que es lo mismo, con amor. El odio gasta muchos telómeros, que son las terminaciones de los cromosomas, y cuanto más rápido envejezcan ellos, más lo haremos nosotros. Pensar en positivo hace que tu edad cronológica no se tenga que corresponder con la biológica y que se expanda tu energía magnética.

Estas emociones, la del amor, la compasión y la alegría, son las más equilibrantes, pero por mucho que te lo diga o te enseñe los estudios científicos que lo demuestran, tú eres el que tiene que sentirlo. Estos estudios que hablan de lo beneficioso que es sentir alegría o amor, también demuestran que las emociones reprimidas y los traumas no procesados generan cortocircuitos. Tormentas emocionales que impactan en la glía, un tipo de neuronas que transmiten la información, y cuando hay traumas, se atrofian y se altera la célula. Las emociones reprimidas son negativas.

También hay estudios, como los que hace la nanocardiología, que dicen que el corazón es un instrumento de conexión con el campo cuántico. Es decir, que el corazón se encarga de las emociones. Esto ya lo dice la medicina china también, pero ellos lo expresan de una forma más metafórica, explican que en el corazón es «donde se albergan todos los sheng» o, lo que es lo mismo, las emociones de todos los órganos.

También a nivel científico ya sabemos que salen más neuronas del corazón al cerebro que del cerebro al corazón. Por los dos caminos se llega a la conclusión de que el corazón se carga con las emociones positivas y constructivas y se descarga con las negativas y reprimidas. Si el corazón se carga, lo hace todo el sistema energético vital. Por eso, como decía mi padre, «la vida está en las pequeñas cosas»: en la sonrisa en el ascensor, en el abrazo o en dar las gracias. Si hay alegría, no hay emociones negativas; donde hay temor, no se puede manifestar el amor. Dicen que si el temor fuera un maestro, nos enseñaría a tener confianza. Por eso, el temor y el miedo nos paralizan. Quizá la seguridad interior sea la clave.

Yo he visto en mi centro gente que tiene verdaderos bloqueos energéticos por pequeñas cosas, pero esa pequeña cosa hace hueco para la siguiente, la siguiente y la siguiente, hasta que al final se hace un mundo salir de ahí. Para salir de ahí, he podido comprobar que no hace falta pasar por un «purgatorio» para deshacerse de ellas. Las terapias de las que te hablaba al principio ayudan a ir deshaciendo la madeja hacia atrás hasta llegar al principio. Al punto inicial. Aquel donde pasaste de encontrarte bien a sentirte mal. La terapia floral ayuda mucho. He tenido muy buenas experiencias con ella, aunque no es la única que utilizo. Hay personas que responden mejor con otras, como la terapia sacrocraneal, el tapping o la magnetoterapia, pero lo que está claro es que ayuda porque funcionan. Para mí es muy efectiva porque cuando pruebas algo y te hace efecto, aprendes a respetarlo.

¿QUÉ ES EL ESTRÉS?

Creo que todos sabemos lo que es el estrés. En sentido literal, el estrés es el proceso que se pone en marcha cuando una persona percibe una situación o acontecimiento como amenazante o que desborda sus recursos. Normalmente, estas situaciones tienen que ver con cambios que creemos que van a poner en peligro nuestro bienestar.

Cuando algo nos sobresalta, el cerebro envía una señal a la amígdala, que es el centro del miedo. Esta se activa y manda señales a otras estructuras cerebrales, entonces vienen los típicos síntomas. Entre otros:

— Sudoración de manos.
— Aumento de la presión sanguínea.
— La subida de adrenalina.

Este es un proceso mecánico que pasa cuando todavía la consciencia no ha entrado en juego. Luego, en el tálamo y en la corteza cerebral es donde se analiza la información y se decide si hay que reaccionar ante la situación de miedo. Si hay que hacerlo, se envía una señal a la amígdala y el cuerpo se pone en alerta. Se pone en acción la gran hormona del estrés que está en la médula suprarrenal, una especie de glándula endocrina, el cortisol. El sistema simpático, que es el encargado del ritmo cardiaco y respiratorio, se vuelve hiperactivo. Aumentan el pulso y la tensión arterial, y los pulmones hiperventilan. Los músculos reciben una buena dosis de adrenalina y preparan el cuerpo para huir o luchar. ¿Qué hacen el estrés y sus aliadas, la adrenalina y la noradrenalina? Movilizar los sustratos energéticos. Para eso:

— Aumentan la liberación de glucosa e inhiben la secreción de insulina para que podamos correr. Es decir, nuestra sangre se llena de azúcar, pero así como en una situación normal la insulina la retiraría, depositándola en las células por lo peligroso que es que esté en la sangre, aquí no. Ella no actúa, deja el azúcar para que nosotros podamos correr más.

— No solo aumenta el azúcar, también lo hacen los ácidos grasos. Esto es gracias a la lipasa (enzima), que los suelta del tejido adiposo.

— También aumenta la agregación plaquetaria, la sudoración y la dilatación pupilar para mejorar la visión.

— Por otro lado, para trabajar bien, inhibe la actividad motora gastrointestinal y genitourinaria: la orina y la defecación, para asegurar el transporte de oxígeno y sustratos para la producción energética de los tejidos vitales. Es decir, le manda una señal al estómago para que no tengamos hambre y podamos estar un día entero sin comer y sin ir al baño. Se cierran todos los conductos de salida porque no hay tiempo para pararse y, por otro lado, tampoco hay que eliminar líquidos porque no sabemos cuándo va a terminar esta situación de alerta.

— Estimula el sistema cardiovascular. Aumenta los ácidos grasos libres al corazón y a los músculos. Se concentran o relajan los músculos lisos: respiratorio, genitourinario y digestivo.

— Aumenta la presión arterial por la actividad simpática del músculo liso, que es el de las arterias y venas, alrededor de la superficie del vaso sanguíneo.

Esto es un pequeño ejemplo de todo lo que nos pasa cuando tenemos estrés. Hasta aquí todo bien, teniendo en cuenta que ese sobresalto es porque viene un león a comernos o porque perdemos el autobús y necesitamos poner nuestros músculos en tensión para correr a toda pastilla. El estrés en sí no es malo, al contrario, ya que nos ayuda a dar el do de pecho cuando la situación lo requiere. Es más, nos permite muchas cosas, por ejemplo, cuando comemos algo en mal estado, el mecanismo del estrés hace que no nos pongamos malos; o cuando tenemos un accidente, no perdemos el conocimiento; tampoco lo hacemos en una hipovolemia, que es cuando disminuye el volumen de sangre porque tenemos una hemorragia por alguna causa; ni cuando tenemos una hipoglucemia o realizamos ejercicio físico de alto impacto o durante mucho tiempo. Es decir, el estrés es el recurso que tiene el cuerpo para solventar situaciones extraordinarias.

Tener picos de estrés no tiene que causar un problema, el gran problema es cuando lo notamos constantemente, dicho de otra forma, cuando ese pico se mantiene, aunque no llegue a ser extraordinario o traumático. Sus efectos se gestan en las profundidades y cuando sale a la luz es que ya hay un problema de verdad. Es como un pequeño bloque de hielo que se divisa en el mar, cuando lo que hay debajo del agua es un inmenso iceberg. Ese iceberg lo alimenta el cortisol, una hormona que, a diferencia de la adrenalina, tiene efectos que duran mucho en el tiempo.

Con el ritmo de vida que llevamos, lo más normal es que los niveles de cortisol estén altos, porque, aunque no nos persiga un león, todos los días tenemos preocupaciones de las que nos cuesta desconectar, por no hablar de los atascos, del poco tiempo que nos queda para entregar un trabajo, de la reunión tan importante que tenemos mañana, de la media hora que tenemos para comer o de como podemos llegar a fin de mes. Estos son ejemplos de la vida cotidiana que nos ponen en alerta constante.

Aunque para nosotros sea lo normal, nuestro organismo no está preparado, por eso es tan importante saber desconectar de las cosas. Si no lo hacemos, la salida de cortisol es constante, porque el cuerpo hace lo que sabe y reacciona igual a lo imaginario que a lo real. No solo sentimos sobresaltos de ese tipo, también sentimos impactos a nivel emocional. Creo que no hace falta que te ponga ningún ejemplo porque todos los hemos vivido (en la vida sentimental, en la vida familiar, o en la relación con los amigos).

Ese estrés emocional funciona a nivel orgánico de la misma manera que el físico, y como no hay una respuesta «física», es decir, no salimos corriendo por si nos come el león, sino que nos quedamos sentados a la mesa de trabajo, se queda con nosotros. Como hemos visto, los mecanismos del estrés preparan al cuerpo para el movimiento, para correr, lo que se conoce como mecanismo de lucha-huida. Por eso es tan importante el ejercicio y el movimiento. Con la vida que llevamos, el cuerpo sufre esto a diario y durante muchísimas horas seguidas. Y se puede convertir en algo crónico.

Al hacerse crónico, el cuerpo solo puede adaptarse, ya que no le damos otra alternativa. ¿Cómo lo hace? Pues, mira, si no puedes con tu enemigo, únete a él. Solo le queda bajar el listón y, con el tiempo, empezar a disminuir el número de receptores e inducir a una refractariedad parcial ante la acción hormonal, es decir, disminuye el potencial de acción. Esto provoca que se necesite tener el listón más alto para sentir estrés. Es como cuando tomamos café, al principio con una taza nos llega, pero poco a poco tenemos que aumentar la dosis para notar los mismos efectos. Pero claro, como aquí nada es gratuito, esta desensibilización aguda y mantenida limita casi inmediatamente las acciones hormonales normales y necesarias. Cuando nos pasa esto, nos asustamos, porque si hemos alcanzado ese nivel es porque la cosa ya se ha iniciado hace mucho.

Lo increíble es que nuestro cuerpo aguanta un montón y como siempre piensa en nuestro bien, para que podamos resistir lo que hace es aumentar el nivel de endorfinas y encefalinas, que son unas sustancias similares a la morfina que entre otras cosas sirven para aguantar el dolor, pero que no lo curan.

Cuando falta comunicación

Como te decía antes, cuando el estrés se mantiene, se cronifica. Las hormonas empiezan a fallar y también la comunicación del organismo. Cada vez hay más enfermedades por estrés, depresión, ansiedad y obesidad y otras que son mucho más difíciles de revertir, las enfermedades autoinmunes. Las enfermedades autoinmunes pueden ser por predisposición genética, que, según los expertos, son la minoría. Están las que afectan a un solo órgano, como la tiroiditis de Hashimoto, o las sistémicas, que afectan a distintos órganos o sistemas, por ejemplo, el lupus. Las autoridades sanitarias están dando ya la voz de alarma porque cada vez hay más enfermedades de ese tipo.

Si nuestro sistema inmune y el cortisol están para ayudarnos, ya que gracias a ellos podemos soportar «situaciones extraordinarias», ¿por qué se rebelan? Pues porque es tal el mensaje que le mandamos, que la respuesta actúa en consecuencia.

Una de las consecuencias que provoca el estrés mantenido con la liberación de cortisol es poner el sistema inmune en pausa. Otra de las situaciones que produce el cortisol es una inflamación, uno de los recursos más básicos que tiene el organismo para protegerse de algo. Lo notas cuando te das un golpe. El cuerpo inflama la zona para protegerla. Como el cortisol provoca a la larga una «inflamación», si el sistema inmune fuera a «repararla», nosotros no podríamos mantener esa situación en el tiempo, con lo cual el propio organismo lo deprime. Y no solo eso, sino que detiene la formación de tejidos linfoides, además de disminuir su sensibilidad a los agentes patógenos de los que nos tendría que defender; en definitiva, debilita nuestras defensas. Es decir, se altera su especialización y todo lo que tiene que hacer y para lo que está preparado, ahora ya no es prioritario.

Cuando el estrés es tan potente y prolongado, las glándulas suprarrenales segregan tal cantidad de cortisol que el sistema inmune se hace vulnerable, «se pierde», porque ha sobrepasado su límite, entonces es cuando el sistema inmunológico cambia de estado. Es como el agua, que cuando pasa de un límite se congela o se evapora, pero sigue siendo agua aunque está en otro estado porque lo que se ha roto es el equilibrio. Es entonces cuando el sistema inmunológio se hace hiperreactivo o todo lo contrario, inmunosuprimido, todo dependerá de tu naturaleza. Esto no quiere decir que nuestro sistema inmunológico se vuelva nuestro enemigo, simplemente se agota.

Estamos preparados para soportar el estrés, pero durante periodos cortos de tiempo. De hecho, después de treinta minutos, el sistema inmunológico se deprime fácilmente, pero no de manera uniforme, por eso luego es tan difícil controlarlo. Si se despista el sistema inmunológico, esto puede causar tal desbarajuste en tu cuerpo que luego revertir la situación es muy complicado. Pero desde mi experiencia personal, te puedo decir que se mejora, y mucho. Ojo, esto es así cuando este desequilibrio lo has adquirido con el tiempo.

Es tan difícil de revertir la situación porque la respuesta inmunológica está modulada por el sistema nervioso, y en situaciones de estrés al liberar glucocorticoides también se empieza a modular la secreción de otro tipo de mensajeros mucho más potentes, las citoquinas inflamatorias. Son un tipo de proteínas que trabajan en el sistema inmunológico y si se liberan hay que tenerles mucho respeto.

La respuesta inmunológica además de estar regulada por el sistema nervioso, también lo está por el sistema endocrino, de manera que estas proteínas, las citoquinas, favorecen el aumento de la hormona adrenocorticotropa, la ACTH, que es la antesala del cortisol —la madre de este por así decirlo—, que inhibe, entre otras cosas, la producción de interferón-gamma, que es un agente protector, y altera la producción, tanto el número como el trabajo, de los linfocitos, que son las células inmunitarias.

Para resumir, que se forma un auténtico desbarajuste. Una madeja tan difícil de desenredar como esa cadena que siempre te quieres poner, pero que desistes porque hace siglos que quieres desenredarla, pero no eres capaz. Pues en el organismo pasa algo parecido, porque el sistema inmuno-neuro-endocrino es un triángulo inseparable, que a la vez está unido por el sistema nervioso autónomo, y este es el sistema del inconsciente, de las emociones. El que tú no puedes controlar, o sí.

Un resumen para no perderse

Te hago un resumen, que te he dado mucha información de golpe. Cuando el sistema nervioso detecta algo que no nos gusta, que no nos va bien o que distorsiona nuestro organismo, se activa al detectar el «antígeno», ya sea una intolerancia por comida o una intolerancia emocional, algo que nos produce mal humor o irritabilidad. Es entonces cuando, debido a esa situación de estrés, el sistema endocrino secreta la adrenalina y el cortisol, y el sistema inmunológico, las citoquinas. Si esto que nos altera lo solucionamos en un corto espacio de tiempo o somos capaces de no mantener esa sensación de desagrado durante un periodo prolongado, no pasa nada porque todo vuelve a la normalidad. Pero si lo mantenemos en el tiempo la adrenalina activa, el sistema inmunológico y el cortisol lo deprimen todo para que el estrés no ataque al propio cuerpo. En autoinmunes no hay esa respuesta, se activa, pero luego no se desactiva. No se regulariza y cuando la comunicación bidireccional está alterada, aparece el problema.

Una vez el sistema inmune se desequilibra, puede coger muchas direcciones, por ejemplo, hacia la inmunodeficiencia, que es la incapacidad para desarrollar una respuesta normal por parte del sistema inmune. Esta puede ser causada por una enfermedad adquirida o heredada, aunque según los estudios científicos (como ya he dicho antes), estas son las que menos prevalecen. Hacia la autoinminudad, que se produce cuando el sistema inmune agrede parte del cuerpo porque no puede reconocerse a sí mismo. Es incapaz de distinguirse por sí solo, tiene una intolerancia a los antígenos de sus propias células. También puede tender hacia la hipersensibilidad, que trae los trastornos asociados al asma o a la alergia donde hay un aumento de la histamina. Son reacciones exageradas del organismo.

¿Cómo podemos manejar el estrés?

Hay una frase de un libro de Folkman y Lazarus, *Ways of Coping Inventory,* que dice: «Antes de saber que nos vamos a estresar, tenemos que tener una estrategia de afrontamiento». Hay muchas teorías sobre cómo podemos afrontar el estrés, pero lo que está claro es que no todos reaccionamos igual ante las mismas cosas. Por eso hay que valorar individualmente a la persona. Analizar así las consecuencias de *su* estrés, tanto físicas como psicológicas, averiguando su predisposición y su vulnerabilidad.

Habría que estudiar también su sintomatología, ver cómo son su somatización, sus obsesiones, su sensibilidad, sus fobias. Hay que saber cómo es su calidad de vida a nivel físico y a nivel social, viendo su vitalidad, su rol social o su salud mental, entre otras cosas.

Como ves, es un estudio en profundidad, pero es que el estrés que sufrimos hoy en día es profundo y crónico. Esta estrategia de la que te he hablado tiene que ser individual porque el estrés puede empezar por una perturbación física (un accidente), una perturbación energética (mi hígado está resentido porque no soy capaz de cumplir mis objetivos), una perturbación emocional (como me da miedo hacer algo, mi riñón cada día está más débil) o una perturbación espiritual (no le encuentro sentido a la vida). Cada persona responde de manera diferente ante los mismos estímulos, así que cuantos más recursos psicológicos tengamos para saber lo que nos pasa, mejor. Puedes hacerte un estudio de «andar por casa». Ten en cuenta estas cosas que te he dicho y valora sinceramente ante ti mismo la situación apuntándola en un papel. Esto te ayudará a tomar distancia de lo que para ti es un problema. Escribir nuestros pensamientos e inquietudes es terapéutico. Cuando escribimos lo que nos pasa, es como hablar con nosotros mismos, nos ayuda a ordenar nuestras ideas para tomar decisiones y disminuye el estrés.

Hay otras formas de estudiarlo y tratarlo. Yo, en mi centro, utilizo la kinesiología; la magnetoterapia; el tapping; o la terapia sacrocraneal. A cada persona le va bien una terapia. En ocasiones se pueden mezclar porque no son incompatibles unas con otras, y, por supuesto, también las practico conmigo y con mi familia. El gestionar el estrés con este tipo de ayudas es, junto con la alimentación y el deporte moderado, lo mejor que he hecho. A pesar de que todos los días me enfrente a lo que me estresa, lo importante es que aunque tenga que vivirlo, porque hoy en día es imposible escapar al estrés, no se instale en mi organismo. Porque cuando esto ocurre, se altera el metabolismo, especialmente el de las grasas.

No te olvides de que el cortisol deriva del colesterol y que aumenta la glucemia, que a su vez aumenta la insulina, y esta aumenta la leptina, que evita que te sientas saciado, por eso «comemos por estrés». Como la insulina no solo se ve afectada cuando hay comida, todo esto hace que tengamos más posibilidades de ir hacia lo que se conoce como la resistencia a la insulina porque de tanto abusar de ella al final pierde efectividad o, visto de otro modo, se resiste a mantener esa situación de tener que salir cada dos por tres para arreglar algo que es ajeno a ella.

Como en el cuerpo nada es aislado, mucho estrés también hace que consumas tus reservas de magnesio, el relajante celular que al final también falla, y como está relacionado con el calcio, que es muy importante además de para los huesos para la contracción cardiaca, acabas teniendo hipertensión, bruxismo, apnea del sueño, sueño de mala calidad, fatiga crónica o incluso fibromialgia o peleas contigo mismo y todo porque no hemos sido capaces de ser conscientes de lo que realmente nos pasa.

Vencer al estrés con comportamientos y alimentos

Aunque llegados a este punto parezca que revertir el estrés es imposible, no es así, aunque hoy en día se nos llame «la sociedad del cansancio». Podemos hacer muchas cosas, más de las que creemos. Por ejemplo, igual que nos hacemos una agenda laboral, tenemos que hacernos una agenda de ocio. Y hay que seguir las dos, porque son igual de importantes. Ponte una alarma cada hora y para cinco minutos. Aprovecha para hacer algo que te relaje: llama a tu madre, a tu amigo o mira por la ventana. Haz algo que rompa el ritmo, pero esta vez a tu favor. Ten la mente alegre, piensa en cosas positivas, aunque no sean reales. El cuerpo no distingue lo real de lo imaginario, él reacciona ante los mensajes que le mandas. Más que arte de curar o sanar, hay que tener arte de vivir.

Como he dicho antes, hay estudios que dicen que las neuronas del corazón son la fuente de la intuición y que luego la información va al cerebro; es decir, que el corazón manda más neuronas al cerebro que el cerebro al corazón. Es lo que se llama la «coherencia cardiaca». Podemos llegar a la coherencia cardiaca con una respiración regular entre latido y latido. Así que cuando pares esos cinco minutos en el trabajo, respira «coherentemente» y ahí te darás cuenta del poco caso que le hacemos a nuestra respiración y de lo «arrítmica» que es.

También es muy importante saber gestionar las crisis vitales, como el miedo a la muerte. Esta es una de las causas que más estrés nos causa a todos. No es fácil lidiar con ella, pero sin muerte no habría vida. Y como le escuché decir a un especialista en un documental, nadie sabe lo que hay después de la muerte, con lo cual pensemos que lo que pasa puede ser bueno. Yo lo hago. También lo puedes ver desde el punto de vista de un bebé en la tripa de su madre, a quien tampoco nadie le ha contado lo que viene después.

Un menú completo contra el estrés

Con la comida también podemos ayudar a evitar el estrés, porque ya hay estudios que demuestran que algunos alimentos pueden acentuarlo, como las harinas refinadas, los refrescos, la bollería y toda la lista que ya sabes. Hoy en día comemos por gusto o aburrimiento, pero casi nunca comemos pensando en lo que necesita nuestro cuerpo. Recuerda que todo lo que hace lo consigue gracias a los alimentos, así que no lo castigues tanto y cuídalo un poco más.

— Para ir cambiando la situación, lo mejor que puedes hacer es eliminar los productos de tu dieta que lleven azúcar añadida, porque el azúcar estresa y mucho por muchas causas, además de que te retira minerales y vitaminas imprescindibles para la estabilidad mental produce adicción. Utiliza más a menudo alimentos sin refinar, porque no se les ha retirado la mayor parte de la vitamina B que contienen y esta es muy importante para que puedas mantener los niveles de estrés por todo lo alto. Son muy importantes por ejemplo la B3 (niacina) que es fundamental para que el hipotálamo llegue al cerebro y allí se convierta en serotonina y luego en melatonina. Si no tienes B3, por mucho triptófano que tomes no estarás contento. También es importante la B5 (ácido pantoténico) para tener energía, la B2 para tener en forma los nervios, etecétera. También es importante, junto a los minerales, para que tú puedas mantener tus niveles de estrés sin que «te dejes la vida en ello».

— En lugar de pan refinado y blanco o bollería industrial a diario, consume más repostería integral y sin demasiados ingredientes, o mejor utiliza repostería casera hecha con alimentos completos y de calidad. Cambia tus desayunos de panes industriales poco a poco y con el tiempo serás capaz de pasarte a los copos de avena o las tortitas de mijo o de trigo sarraceno. De esta manera, tendrás menos posibilidades de sufrir falta de concentración, ansiedad, insomnio o mala memoria.

— En lugar de yogures azucarados, cómpralos naturales y ponle tú el azúcar. Primero usa la blanca y, luego, ponle un poco de blanca y otro poco sin refinar para, con el tiempo, pasarte a la integral.

— Come más legumbres porque te ayudarán a regular el nivel de azúcar en sangre.

— No abuses de los productos salados, porque ellos te llevarán de cabeza a los dulces, al igual que los dulces te llevan a los salados.

— Aliméntate más de frutos secos porque están llenos de grasas de las buenas y proteínas que te ayudarán a sentirte saciado durante más tiempo.

— En lugar de carnes, consume más pescado y si es pequeño, mejor, como el arenque, la caballa o la sardina. El salmón debería de ser salvaje, porque su omega 3 alimentará tu cerebro y mantendrá tus inflamaciones controladas.

— Este tipo de grasa también la tienen las nueces, las semillas de lino y cáñamo, estas últimas además tienen gran cantidad de proteínas fácilmente asimilables.

— Los aceites de primera presión en frío siempre son los que se han obtenido sin someterlos a procedimientos mecánicos ni a altas temperaturas que los estropeen.

— Los huevos también son un alimento muy completo y si no comes fritos, carnes o rebozados a menudo, puedes comerlos sin preocuparte por el colesterol. Estos, además, tienen fosfolípidos que le encantan a tu cerebro.

— Varia de cereales, come arroz, espelta o cebada y centeno, pero también incluye otros como el mijo, el sorgo, la espelta, el teff, y añade trigo sarraceno, quinoa y amaranto, que tienen unas propiedades fantásticas.

— Cuantos menos estimulantes utilices, más fácil te resultará hacer la transición. El más potente es el azúcar, pero también está el café, los refrescos, el alcohol, etcétera. Cuando consumes café, las hormonas del estrés se ponen a funcionar, por eso no hay quien salga de casa sin uno, pero tomarlo por la tarde o a todas horas, hará que te agotes y que cada vez tengas la necesidad de tomar más café para mantener la adrenalina alta.

— También puedes ayudar a controlar tu estrés evitando la sal refinada y usando sal sin refinar, que es muy saludable.

— El magnesio también es muy importante para la relajación celular y para prevenir la hipertensión arterial. Hay estudios que dicen que previene las arritmias. Es el corazón de la clorofila de todas las hojas verdes. Pero lo solemos tener bajo mínimos porque ni lo tiene el suelo, se elimina con diuréticos y comemos mal. Ahora están muy de moda los suplementos de magnesio, pero siempre compra el de mejor calidad y ten cuidado con el exceso.

— En lugar de chocolate con leche decántate por el cacao o el chocolate orgánico sin azúcares añadidos en pequeñas cantidades y por batidos verdes a diario.

También las respuestas del estrés dependen de nuestra microbiota porque, como hemos visto, los microorganismos y los neurotransmisores dependen de ella. Pero para terminar de rizar el rizo, como somos un todo, el cerebro también puede influir en la microbiota intestinal a partir del sistema nervioso entérico, por ejemplo, mediante el control de la motilidad intestinal. Lo notamos cuando por un disgusto vamos más al baño, o todo lo contrario. Es decir, que tener una mente tranquila también es muy importante.

Un jardín contra el estrés

Para terminar el tema del estrés, te voy a dar una lista de plantas que vienen muy bien para protegerse de él, aunque no dudes de que hay muchas más.

— La ashwagandha es un adaptógeno. Preserva la salud de las glándulas suprarrenales. Es antiinflamatoria, antidepresiva y ansiolítica. La calidad es muy importante.

— Cúrcuma, potente actividad antiinflamatoria. Uno de sus ingredientes, la curcumina, es antitumoral. Ayuda a promover la salud del cerebro gracias a su potente rol antioxidante y antiinflamatorio. Hay estudios que certifican que modula una gran cantidad de genes, similar a como lo hace la vitamina D.

— El espino blanco es un antihistamínico natural que tiene tropismo por el corazón.

— La hoja del olivo tiene factores cardioprotectores.

— La hierba de San Juan es el prozac natural. Ayuda a aumentar la serotonina y la melatonina.

— Lúpulo, ayuda a dormir bien y a calmar los nervios.

— Rodhiola, ayuda a disminuir los niveles de cortisol en el organismo frente al estrés.

Tampoco olvides que nosotros generamos, si respetamos los biorritmos, la melatonina en cantidad suficiente para relajarnos.

EL EJERCICIO

Numerosos estudios científicos explican los beneficios fisiológicos que tiene practicar deporte con regularidad. El ejercicio previene enfermedades, controla el sobrepeso, fortalece huesos y músculos y mejora tu condición física, pero también tiene beneficios a nivel emocional y psicológico. Además, es imprescindible para limpiar el organismo.

La piel es el órgano más grande del cuerpo y a través de ella se eliminan muchas toxinas. Así le quitan trabajo al riñón, al hígado o incluso a las articulaciones, ya que muchos aditivos alteran lo que se llama la biotensegridad. Muchos aditivos y metales pesados, al no tener funcionalidad nutricional o terapéutica, ocupan espacios de las articulaciones y en lugar de ácido hialurónico o condroitina hay plomo, cadmio o mercurio, lo que lleva a que nuestra estructura se empiece a desequilibrar y a trabajar mal. Cuando hablo del ejercicio, me refiero al movimiento. No tiene que ser un ejercicio extenuado ni durante demasiado tiempo, ya que haría el efecto contrario.

El músculo es un órgano metabólico importantísimo. Primero porque sudamos y el sudor tiene un montón de desperdicios, no es solo agua. De hecho, si así fuera, no tendría que oler o ser aceitoso.

Por otro lado, la linfa, que es la que lleva desperdicios que no pueden ir por la sangre, drena a las venas y estas al hígado, pero «músculos» como las venas ni movimientos intrínsecos como los peristálticos que tenemos en el tubo digestivo, por eso necesita de los músculos para que la masajeen, le hagan literalmente un masaje linfático.

La circulación venosa también depende de la inspiración y la respiración, ya que a nivel capilar la circulación no tiene el mismo ritmo que la del latido sistólico, la circulación arterial. La inspiración genera una presión negativa dentro de la aurícula derecha que hace como una succión y acelera el flujo venoso de retorno. Por eso, no hace falta correr muy rápido para eliminar líquidos, es mejor andar rápido con respiración constante.

Hace miles de años el ser humano tenía que correr por necesidad, hacía ejercicio físico todos los días de su vida, quizá por eso nuestro organismo es tan efectivo. Tiene glándulas sudoríparas que nos ayudan a disipar el calor, cosa que, por ejemplo, no les pasa a mis perras, ellas corren más rápido que yo, pero aguantan menos tiempo. Nosotros cazábamos por cansancio, podíamos aguantar días detrás de la presa porque ella tenía que parar para reponerse. El deporte baja la incidencia de cardiopatías, previene la artrosis y cualquier degeneración. Caminar una hora reduce el riesgo de contraer cualquier enfermedad en un 50 por ciento.

El ejercicio también nos ayuda a transformar la grasa blanca en grasa parda que es la que gasta más energía, gracias a una proteína que se llama irisina. Por otra parte, el deporte más vigoroso le viene muy bien a la gente que es muy «hepática», que es la que tiene mucha iniciativa, necesita el movimiento o siempre está haciendo planes porque, como hemos visto antes, para la medicina tradicional china, el hígado gobierna los músculos, por tanto, si liberamos los músculos de tensión, también ayudamos al hígado a drenarse energética y emocionalmente. Sin embargo, si eres más lento, más melancólico y hay que «tirar siempre de ti», quizá te venga mejor el yoga o el pilates. Y, por supuesto, para todos el deporte, además del tono muscular, mejora el estado anímico porque aumenta las betaendorfinas.

Masajéate, que es muy bueno

Todos los tejidos del organismo se comunican entre sí y no solo a través de la mente por medio del sistema nervioso, sino que lo pueden hacer a través de este «entorno» del que hablábamos antes. Lo que se llama la «matriz extracelular», que es el tipo de tejido que está entre las células. Aunque ninguna se toca, están en contacto permanente. De hecho, gracias a esta *matriz* lo hacen todavía a una velocidad más rápida que la de la mente. Además, por los elementos que la componen, está preparada para enviar mensajes de todo tipo: electrónicos, electromagnéticos, iónicos o protónicos, porque es donde están las terminaciones nerviosas de todas las células, es la que se encarga de seguir transmitiendo el mensaje, ya que su estructura es idónea para eso.

Por tanto, como coexiona todo, los masajes son efectivos y si son manuales todavía más, porque tienen más energía que los que te pueda hacer una máquina. Masajes manuales como los que se dan también en el shiatsu, en el craneosacral o la reflexología son igualmente excelentes. Solo la gente que lo practica y los recibe sabe lo maravilloso de sus efectos. Como en el entorno celular es donde están los tóxicos, tratándolo, ayudas a eliminar toxinas, a reducir la inflamación y también a que llegue más oxígeno a la zona, facilitando su regeneración.

No es solo en el tejido adiposo donde se guardan las toxinas y excedentes, también aquí se almacenan otros incluso peores (que son los que ni soporta el tejido adiposo) y son estos tóxicos los que más desajustes provocan.

Cuando tú, además de enviar señales químicas a través de los alimentos o energéticas a través de las emociones, transmites señales mecánicas como las que produce el masaje también se generan cambios en nuestras células que a su vez son capaces de crear otras respuestas a nivel bioquímico. Por eso también el ejercicio es tan importante para nuestra salud. Desde el punto de vista físico, nos podemos regenerar y limpiar.

Antes yo tampoco daba importancia a esto de los masajes. Me encantaban, pero yo lo hacía más para relajarme. No tenía ni idea de que podrían hacer todas estas cosas. Esto la ciencia lo ha demostrado a partir de coger células madre. Dependiendo de los estímulos que les proporcionaban, se formaban en un tipo de célula u otras. Si damos a la célula un estímulo mecánico muy suave (1 kilopascal), esa célula produce una neurona. Si a esa misma célula le damos con más fuerza (10 kilopascales), se forma una célula muscular, y si le damos más fuerte todavía

(100 kilopascales), aparecen células óseas. Todo sobre la misma célula madre, lo que cambia es la intensidad del estímulo mecánico. Los masajes movilizan, previenen el endurecimiento y la rigidez.

LA IMPORTANCIA DE DORMIR

Muchísima gente que conozco toma pastillas para dormir, casi nadie duerme bien. Tenemos el estrés tan alto que nuestro cuerpo ya no sabe ponerse en *pause.* Una de las hormonas más importantes que nos ayudan a esto es la melatonina, que como todas las hormonas hace más cosas, por ejemplo, nos ayuda a regular nuestros biorritmos. Su equilibrio depende de muchas cosas pero sobre todo de las horas de sueño, más concretamente de la hora a la que te vayas a dormir, por señalar una. Robarle horas a la noche es mucho más delicado de lo que parece. La noche es la parte yin del día. El yin representa la nutrición, la calma, la regeneración o lo oscuro, y eso es lo que encontramos en la noche. Si no le damos tiempo a que la noche haga efecto, porque nos acostamos tarde, tendremos poca nutrición, poca regeneración y poca calma.

El yang es la luz, la acción, la energía... Como yin y yang se complementan, si hay poco yin (noche en este caso) pueden pasar varias cosas: que tengamos demasiada acción (de hecho, estamos más horas con luz) y más agitación, pero también que tengamos menos nutrición porque no le ha dado tiempo a «penetrar» en el organismo. Por eso muchas veces, aunque comamos no llegan los nutrientes a su destino.

Actualmente no es tan fácil de regular ni una parte ni la otra porque ambas las hacemos mal. Ni nos alimentamos bien de día ni de noche. Entonces ¿qué pasa? Pues que también se alteran los biorritmos de los relojes internos de los órganos del cuerpo. Cuando estos ritmos se alteran, nuestros órganos envejecen antes. Por ejemplo, la tiroides, la gran reguladora de nuestro metabolismo, trabaja mal o el timo, una glándula muy importante para nuestro sistema inmune (donde por cierto para los orientales se alberga la vitalidad y la longevidad), se atrofia si no dormimos. Ellos dicen que para tonificarlo hay que mimarlo dándole masajes. Está justo en el centro del pecho. Donde ponemos la cabeza cuando necesitamos el abrazo de alguien.

Si no dormimos bien, a nivel hormonal se alteran las hormonas, por ejemplo, la del crecimiento, la folículo estimulante, la FSH en las mujeres o la testosterona en los hombres, y no funcionarán muy bien.

En el equilibrio normal no solo nos afectan la cantidad de estrógenos y hormonas que comemos con los alimentos, también modifica su funcionamiento el estrés, ya que todas ellas parten del mismo sitio, el colesterol. Y como el cuerpo siempre se compensa, si necesitas mucho colesterol para tener cortisol y así poder mantener tus picos de estrés, te quedará poco para hacer tus hormonas sexuales. Por eso el estrés produce impotencia o desarreglos menstruales. Ten en cuenta que la calma, recupera.

Igual que tras una carrera necesitas parar y descansar para recuperarte durante la noche, el sistema inmunológico después de tanto trabajo se tonifica. De hecho, se dice que sin melatonina (que es la que sale en la pausa, por la noche) no hay inmunidad. Mi suegro siempre decía: «Cuando estés enfermo descansa y ya se encargará tu cuerpo de reequilibrarse». Mi suegro era muy buen médico. Dormir poco es proinflamatorio y dormir mal tiene un costo biológico enorme, como la obesidad, el estrés, la apnea del sueño...

Todo esto, como estrés que es, genera cortisol. Elizabeth Taylor decía que cuando quería adelgazar dormía más horas por la noche. Normal, porque la melatonina que segregamos por la noche ayuda a tener más grasa parda, que es la que genera calor, más que la blanca.

Dormir es una fase anabólica del organismo. Es decir, durante el sueño el cuerpo se deshace de toxinas, sobre todo porque el hígado trabaja más entre la una y las tres de la madrugada, elimina los tóxicos y los expulsa por la mañana.

Uno de los principales factores que influyen en que nosotros no tengamos una buena calidad de sueño es la contaminación electromagnética. Esta afecta a nuestros neurotransmisores y a todos los circuitos que unen las redes de los órganos. Ya hemos visto, cuando hablamos de la cronodisrupción, lo profundos que pueden llegar a ser sus efectos. Por eso lo mejor es evitar la televisión, la radio o el teléfono en el cuarto.

AYUNAR PARA FRENAR EL ENVEJECIMIENTO

Así como dormir bien nos ayuda a parar, uno de los métodos más científicamente estudiados para parar el envejecimiento es el ayuno. Yo lo hago de vez en cuando, bueno más bien hago microayunos. Es decir, me salto la comida o la cena. Esto solo serás capaz de hacerlo sin estrés o sin que te dé un bajón de azúcar si no comes precisamente, eso, azúcar y te alimentas en tu día a día de más vegetales que de animales, porque tienen más vitaminas y minerales, de hidratos completos, grasas y proteínas de calidad.

Por eso no tengas prisa, si ahora no es tu momento, ya lo harás. Te aseguro que cuando lo hagas todo va a cambiar. Nunca me salto el desayuno, y menos si trabajo, porque es la hora donde el estómago está más fuerte, entre las siete y las nueve de la mañana. Jamás me salto una comida para compensar. Solo me la salto porque siento que mis órganos se merecen un descanso, igual que tú para desconectar vas a la peluquería o al fútbol.

Si haces cinco comidas, antes de comenzar los ayunos, come menos veces al día, haz poco a poco la transición a la dieta positiva, que es, como digo yo, la que te aporta, no la que te quita o resta. Luego empieza por comer la siguiente comida un poco más tarde. Lo mejor es llegar a las seis, ocho o dieciséis horas sin comer. Hazlo, aunque sea una vez a la semana, te ayuda a desprenderte de lo malo, como en la noche de San Juan que se tira todo por la ventana para quemarlo.

Estos ayunos intermitentes te ayudan a eliminar colesterol viejo, a bajar la hipertensión, el ácido úrico, y mejorarán la función renal y la energía vital. Al principio, sentirás decaimiento, pero eso es por la movilización de las toxinas que salen al torrente sanguíneo. También puedes sentir dolor de cabeza, por eso es importante beber líquidos, para facilitar el drenaje. Quizá tengas la lengua más sucia de lo normal, pero eso es al principio. Luego se invierten las sensaciones, porque vas eliminando la humedad o el *ama*, y tú lo notas porque cada vez retienes menos líquidos, tu sistema linfático e inmune funcionan mejor porque se renuevan igual que te renuevas tú.

Si quieres cambiar, cambia ahora

Hay que prestarse atención para poder cuidarse. Y para cuidarte, si ahora no lo haces, tienes que cambiar. Tienes que intentar que los movimientos energéticos de tu cuerpo ni se paren ni vayan muy rápido.

Como decía mi padre: «Nunca dejes de moverte, aunque no hagas nada». Esa es la verdad, si dejas de moverte, estás perdido. Él se refería a que siempre tenemos que tener alicientes para hacer cosas. La calidad de la vida es el movimiento, porque la vida es un proceso de cambio permanente, y si pierdes la capacidad de inventarte cada día, vagarás desorientado. Ya lo dice la frase «renovarse o morir». A ese movimiento o energía, las culturas tradicionales lo llaman *qi*. Esta ley o energética interna determina nuestro aspecto exterior, y si no la podemos desplegar, nos sentiremos frustrados, envejecidos, cansados. Por eso drenar nuestras frustraciones, emociones y sentimientos, ya sean positivos o negativos, es muy importante.

Para cambiar, lo mejor es reordenarse. Volverse a rehacer o reprogramar. Cuando decides dar ese paso donde pasas a ser el protagonista de tu vida, ya no hay vuelta atrás. No es egoísmo es amor. Ya te dije al principio del libro que todo se basa en que te enamores de ti mismo. Que te quieras sin excusas. Que aceptes tus errores, pero tus virtudes también.

Utilizar todos nuestros mecanismos, como son la dieta, los horarios, el ejercicio, los masajes, el dormir y descansar, la actitud y el control de las emociones, hará que te trates de una manera integral, holística. Somos extremadamente complicados, pero esa complejidad es muy simple porque se basa en estos puntos sencillos. Cuanto más lleves a cabo esto, más salud tendrás y, como consecuencia, serás más feliz. Hasta la ciencia reconoce que entre las células hay espacios aparentemente vacíos y es precisamente ahí donde suceden grandes cosas.

Reorganizarse no es tan difícil. Bueno, al principio sí porque requiere de mucha concentración y fuerza de voluntad, pero como no tenemos que hacerlo ya, que cada uno se marque el ritmo que más le facilite el cambio.

Gandhi decía: «Predica con tu vida y ejemplo, sé el cambio que propones para el mundo». Y creo que no hay mejor forma de acabar este libro que con esta gran frase. Gracias por leerme.

Agradecimientos

Quiero dar las gracias a todas las personas que vienen a mi centro a ponerse en mis manos. Agradezco vuestra confianza, vuestro esfuerzo por cambiar para ser más felices.

Agradezco a todos mis profesores todo lo que me han enseñado: sobre todo a Daniel Vallejo, Mar Begara, Eva González y en especial a Manuel Álvarez.

Y siempre agradecida a mis seguidores en las redes sociales. Reconozco que mi contenido no es entretenido, que mis fotos no son buenas, que no soy constante publicando, pero os tengo en cuenta y os debo mucho.

Gracias.